朝のひらめき

24時間**瞑想的**な生活

夜のひらめき

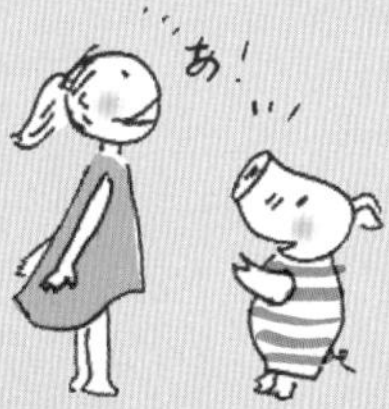

Asami Hohoko
浅見帆帆子

三笠書房

この本は、本当の自分を生き始めるための
「瞑想的な生活」について書いてあります。

まえがき

新しい自分の始めかた

宇宙からのダウンロードが加速する「瞑想的な生活」

この十数年、全てに対して情報が溢れ、多くの人が新しい刺激を求めて活発に動こうとしていますが、同時に誰もが心の平安や安らぎを得たいと思っているのも事実です。それなのに、その方法がわからない……。

私自身、はじめは「瞑想」というものにそれほど興味はありませんでした。「聞いたことはあるし、やっている人がたくさんいることは知っているけど……」という程度だったのです。

ところがあるとき、私が望んでもいないのに瞑想に関係ある話が次々と集まって来た時期がありました。そこで試しにやってみた結果、想像以上に面白い世界が私の前に拓《ひら》けることになったのです。

全てに幸せを感じる

瞑想をしたときに一番わかりやすい私の体感は、「体が元気になる」というものでした。たった20～30分の瞑想で、深く眠った後のように元気が戻っているのです。

次に、妙に「幸せ」を感じることに気付きました。歩くのも、運転をするのも、周りの景色を眺めるのも、全てに幸せを感じる……「至福」とはこういうことかもしれない、と思い始めたのです。

さらに、自分の周りの物事がつながり始めます。朝思ったことの答えが翌日にはわかるというようなスピーディな展開をしたり、こっちとあっちでバラバラに起きていたと思っていた事柄が、実はつながっていたとわかったり……簡単に言えば、総じて「タイミングが良くなる」のです。

そして直感力が増します。まず、心にふと湧く思い（＝直感）に以前より気付けるようになり、それをすぐに行動に移すようにもなるので、結果的に物事の進みかたが加速するのです。

しかも、心は常に「静寂」を感じています。焦るようにせわしなく進む「加速」ではなく、スピード感がありながら穏やかに進んでいる感覚です（これが最高です）。「タイミングが良くなって直感力が増せば、望みや思いが実現するまでの時間も短くなります。」

結論として、瞑想をするようになってから、自分が人間の叡智《えいち》を超えた「神」とも言える「宇宙」とつながっていることをより実感できるようになりました。正確に言えば、人は誰でもいつでも宇宙とつながっているのですが、それを確認できるという感覚です。

だからと言って、普通の人が朝から晩まで特別な修行や瞑想をしているわけにはいきません。ある意味、特別な環境でそれらの精神的な修行に打ち込むよりも、現代の複雑な社会生活を営みながら、霊性を磨き、精神レベルを高く維持する（＝至福を感じて日々ワクワク暮らしていく）ほうがよっぽど大変です。

あなたが幸せになるだけで世界に貢献できる

私がいいなと感じている瞑想のポイントはここにあります。

自宅で、誰でも簡単にできること。

そしてそれをきっかけに、自然と「瞑想的な生活」をするようになることです。

「瞑想的な生活」とはもちろん、一日中瞑想に明け暮れることではなく、上記のように毎日が活発になり、深い心の安定を感じながらワクワクと進む生活のことです。より創造的に、自分の人生を自分で創っていく感覚を味わいます。

瞑想は「他人のため」にするものではありません。あなたの生活を拓くためにあるものです。

実は、「自分のため」も「世界のため」も同じことなのです。瞑想を宇宙レベルから見れば、ひとりが瞑想をすることによってその人自身の波動が上がると、その周りの人たちの波動が上がる、それがたくさん集まれば地球全体の波動が上がり、結果的に宇宙全体のレベルが上がります。そうやって全体が底上げされれば、そこに関わっていないように思える人たちも自然と、底上げされるのです。

地球全体の波動が上がるのに、自分の目の前の生活は変わらない、ということはあり得ません。もちろん、その逆もあり得ないのです。ですから、自分のために瞑想をするのも、宇宙レベルの幸せを願って瞑想をするのも結局は同じこと、どちらが先でも関係ありません。

これらを踏まえ、本書では、私が瞑想の本場であるインドへ招かれたときの体験、そして私の日常である「瞑想的な生活」について書いてあります。

私自身は、「これが瞑想的な生活！」と意識して暮らしていたわけではありません。「瞑想」というものを知った後、それが私の日常と重なっている部分が多かったため、「実はすでに瞑想的な生活をしていたのかもしれない」と気付いたのです。

また、瞑想の師とされている多方面の人たちから、「あなたの動きは、すでに瞑想しながら生活しているようなもの」と言われたことも、自分の日常を観察するきっかけになりました。誰にでも、すでに「瞑想的に生きている部分」がきっとあると思います。

瞑想をきっかけに、これまで以上に宇宙からの情報がダウンロードされることを楽しみにしてください。皆様の新しい扉が開きますように……。

浅見帆帆子

Contents

朝のひらめき
——「気」を動かす瞑想タイム

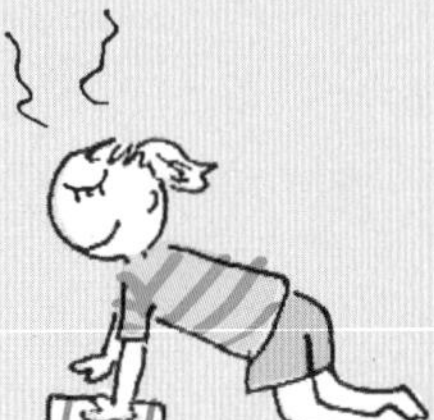

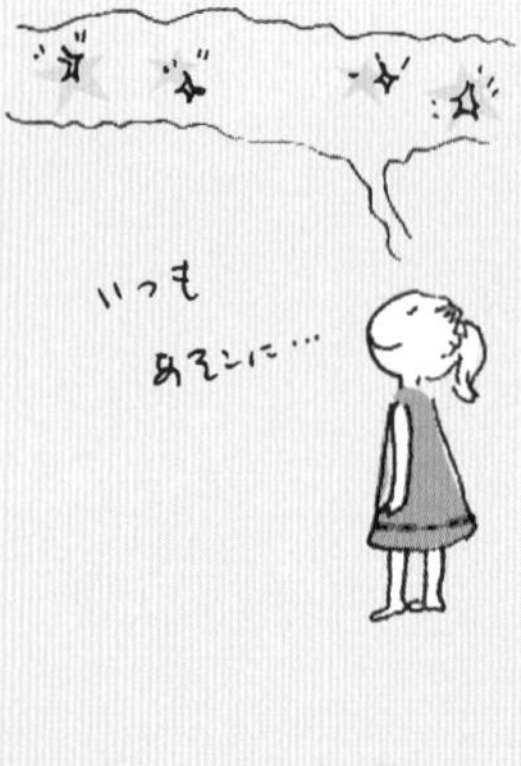

いつも
あそこに…

昼のひらめき
——エネルギーを上げる瞑想タイム

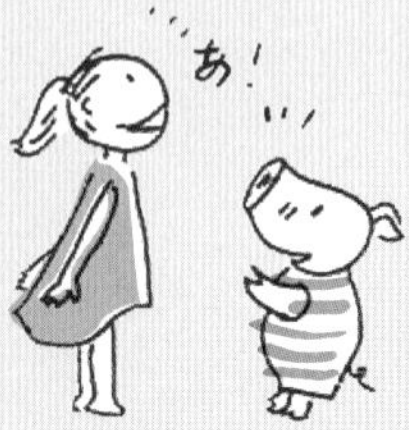
あ！

夕方のひらめき
——モヤモヤを手放す瞑想タイム

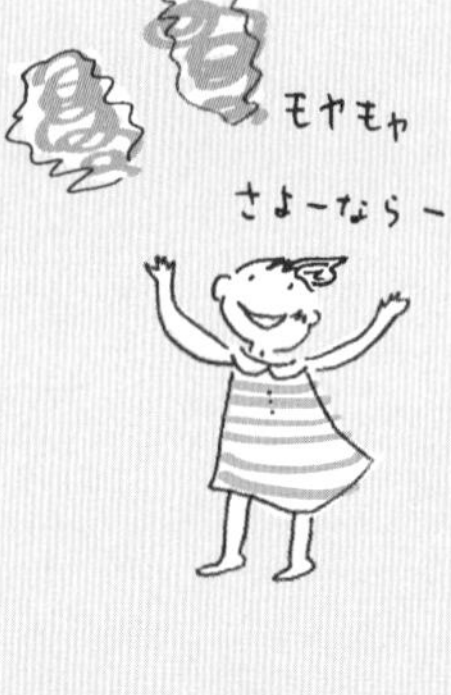

夜のひらめき
――至福を感じる瞑想タイム

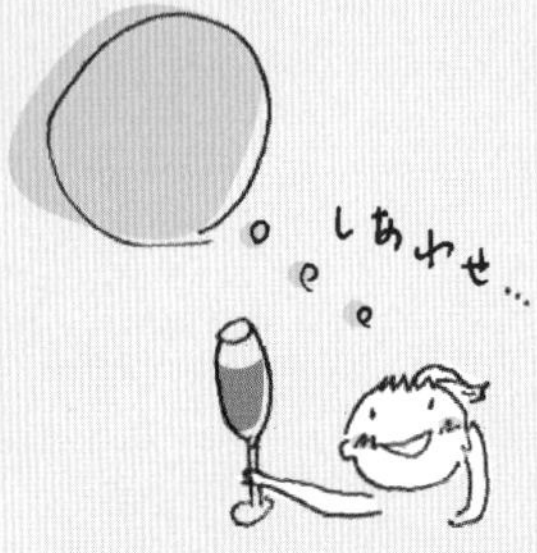

イラストレーション　浅見帆帆子

a flash of intuition

プロローグ

瞑想との出会い

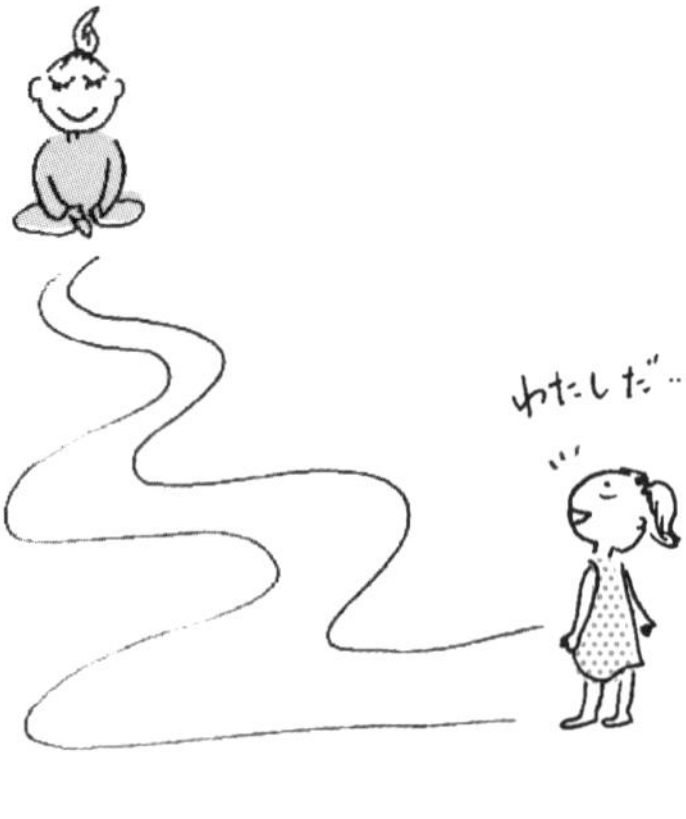

★朝見た「ヴィジョン」が現実に!　インドに招かれる

★瞑想を五感で体験する

★瞑想によって「至福」を感じられる理由

★呼吸法、ヨガ、アーユルヴェーダとの関わり

★瞑想による日常生活での効果

★答えは全て自分の中にある

朝見た「ヴィジョン」が現実に！　インドに招かれる

私には2、3年に一度、「自分を成長させたい、もっとバージョンアップしたい」と強く感じる気持ちの波がやって来ます。

そしてこの数年ほどは、そう思う度に「瞑想」に関する話が集まって来ていました。

例えば、友人や出版社からいただく本が、突然、瞑想に関する本ばかりになったり、瞑想とは無縁だった友達から急に瞑想のクラスに誘われたり、瞑想に関する仕事の依頼が増えたり……。


そこで、「これはサインだ！」と思って瞑想を始めてみましたが、いつも続きませんでした。

瞑想によって、面白いことが一瞬起こるけれどすぐに終わってしまう……だから飽きてしまったり、第一子の出産（と新生児育児）が始まって瞑想どころではなくなったりして、途中でやめてしまうことがほとんどだったのです。

それが昨年、またしても「成長したい波」がやって来て、またしても瞑想に関する話が集まって来たときに、「これはもうやるしかない」と思いました。「成長したい」と思う度にこれだけ何度も瞑想の話が来るということは、私の成長には瞑想が必要なのだろうと確信したのです。

そんな頃、私が夢中で読んでいた翻訳ものの自伝的小説に、主人公が海外で講演をしているシーンが出てきました。

不思議なことに、その箇所を読んだ途端、私自身が海外のどこかで講演をしているイメージがはっきりと浮かんでしまったのです。とてもリアルに、とても自然に浮かんでしまった映像でした。

海外で講演など、考えたことも望んだこともありませんでした。好きとか嫌いではなく興味がなかった、だから考えたことがなかったのです。それなのに、ものすごくはっきりとそこに見えた……その見えかたがあまりにリアルで面白かったので、すぐに家族にその話をしたのです。

「私、海外で講演することになると思う！」

その日、私は神田明神で開かれた瞑想のイベントに出席しました。対談形式のトークショーに出るためです。

はじめに、国際NGO「アートオブリビング財団」のメンバーであるインド人の女性、Kさんによる「呼吸法」のレクチャーがありました。

Kさんは17歳のときから日本に留学し、大学卒業後、日本で金融の仕事に携わってきたビジネスウーマンで、私が聞いている限りほぼ完璧な日本語を話しました。

実は私はKさんのレクチャーよりも、彼女の「顔」に惹《ひ》かれてしまいました。イベントの前、楽屋で初めて会った瞬間に「この人、好き！」と思ったのです。控え室に入って、すぐそこであぐらをかいて瞑想しているインド人を見て、「この人、好き」と思ってしまうなんて……今思えば、それも普段にない珍しい感覚でした。

Kさんのレクチャーの後、私の瞑想にまつわる体験や、そこから起きた日常生活の変化などについて話しました。

私が話せるのは、それまで自己流でやっていた瞑想についての個人的な体験と感想のみです。そこに専門的な知識はありませんが、当時から感じていた「瞑想をするとタイミングが良くなること」、「色々な物事がつながり始める面白さ」など、日常生活で起きた瞑想による変化の体験を話したのです。

イベントが終わって控え室に戻るなり、Kさんに言われました。

「来年2月にインドで開かれる『世界女性会議』という国際シンポジウムに、日本からのスピーカーとして来てくれませんか?」

「……はい」

口が勝手に動いていました。朝見た海外講演のヴィジョンが、その日のうちに形になるなんて……。

今なら、これも瞑想の効果だとはっきりわかります。私にとって必要な物事がスピーディにつながり始めたのです。

このインド行きについては、その後も流れるように、必要な物事が奇跡のようなタイミングでアレンジされました。「瞑想」というキーワードによって私の人生が未知の場所に運ばれていくような、私の意思とは関係ないところで何かがお膳立てされていく感覚でした。

瞑想を五感で体験する

翌年の2月、インドのバンガロールで国際NGO「アートオブリビング財団」の主催で開かれた「世界女性会議（International World Conference）」に出席しました。

女性の地位や意識の向上に貢献している世界中から集まった人たちに大いに刺激を受けると共に、私自身がこれまで深めてきた精神的な探究について話をさせていただきました。

同時に、シンポジウム期間中に現地で展開されていた呼吸法や瞑想、ヨガなど様々なプログラムを受けました。

インドでは、「瞑想」はごく当たり前のもの、日常に即した自然な行為と受け止められていました。

早朝のヨガから始まり、瞑想状態に導く呼吸法、体を整えるアーユルヴェーダ、ベジタリアンな食事……インドの聖人や師とされている方々の指導によって、図らずも「瞑想漬け」になったこの数日が、私を一つ上のステージに押し上げたと思います。

瞑想の詳しいやりかたは後に書きますが、現地ではじめに瞑想をしたとき、圧倒的な気持ちの良さがやってきました。

それはもう言葉にするのが難しいほどの「気持ち良さ」で、寝ているのか起きているのかわからず、座ったまま体が揺れているのか止まっているのかもわかりませんでした。

はじめのうちは、瞑想をする度に「あぁ、また寝ちゃった（かも）?」とよく思ったものでした。

本当に寝ているわけではないとわかっているのですが、瞑想が終わると体が深く眠ったように元気になっているので、「寝ちゃったのかな」、と思うのです。

ですが、その後何回も瞑想を繰り返した結果、「瞑想中にいつも同じ状態になるわけではない」ということがわかりました。毎回違う体験があるのです。

体全体が深く沈み込んでいくような感覚になるときもあれば、体の一部が温かくなったりしびれたり、感じることはそのときによって違います。

また、それらはあくまで私の感覚であり（人それぞれ違う感じかたがあり）、決して他の人と比べる必要はないこともわかりました。それぞれの人に、そのとき必要な体験が起こるのです。

ですから、以前の自分の体験と比べて「あの気持ちの良い状態にもう一度なりたい」と思う必要もないことがわかって来ました。

あるとき、瞑想が終わって目を開けたとき（こっちの世界に戻ってきたとき）に、周りのモノがとてもはっきりと見えたことがありました。一つひとつの物が輝いて、光が増したような感覚になったのです。特に、木や葉っぱ、植物の緑を見たときにその感覚が増しました。

現地で面会したインドの聖人「シュリ・シュリ・ラビ・シャンカール尊師」も話されていました。

「悟りを開くというのはどんなものですか？」

というある人からの質問に答えて言われたのです。

「目の見えない人に、世界（光）とはどのようなものですか？　と聞かれたら、あなたは何と答えますか？」

正にそれでしょう。

世界が、これまでとは全く違う鮮やかな輪郭を持って存在しているのを発見する、同じモノとは思えないほどリアルに「今、ここに見える」という初めての体験でした。この見えかたを一瞬でも感じると、それまでのモノの見えかたが、いかに鈍く曇っていたかがわかります。

私程度でこれを感じるくらいですから、悟りを開いた人たちの目にはどれほど世界が輝いて見えるか、正にこの世が天国のように見えるかもしれません。

また私の段階では、実際に命を持っている植物や自然物のみ、光の含有量が増えたように感じましたが、聖人レベルの人には、机や椅子などの無機物にも、光輝くかけがえのないものを感じられているかもしれません。

もちろんこの感覚はずっとは続きませんでした。ですが、「そういう世界がある」という限界点が上がったことは、確実に私の世界を広げたと思います。

瞑想後にいつも感じることは、「体が元気になる」ということでした。十分に昼寝をした後のような気持ちになるのです。

「あれ？　ずいぶん寝ちゃった？」と慌てて時計を見ると、20分ほどしか経っていない、ということはよくありました。その逆もありました。20分ほどの時間が数分に感じられるのです。どちらにしても、瞑想後は体がすっかり元気になっています。

ですが、心は落ち着いています。心も体も活動的になりますが、荒々しい興奮したエネルギーではなく、「静かで穏やかなエネルギーのまま活発に動き続ける」という感覚です。車で言えば、燃費がいい（最低限の燃料で最大限動ける）ということ。逆に興奮して頭に血が上った状態で動くというのは、エンジンを無駄に吹かしている車のようなものだとわかります。

瞑想によって「至福」を感じられる理由

次に、日常生活において妙に「幸せ」を感じるようになります。

嬉しいことはさらに嬉しく、でも、たとえそれがなくてもワクワクしている……ベースの幸せ量が増えているので、何をしていても幸せを感じるのです。

これはなぜでしょうか。

瞑想は、意識的に「何もしない」という状態を作ることです。呼吸以外は何もしないのです。「息を吸って吐く」という行為は、生きている以上やめることはできません。つまり、呼吸（生きる）以外は何もしない、という状態に自分を置くのです。

今していることは呼吸のみ、つまり、自分の呼吸に意識を向けることで自然と「今」に意識が向かうようになります。

あるのは「今」だけ……。では、「今」に意識を向けることがなぜ至福につながるのでしょうか。

私たちが抱えている心配や不安や悩み事は、「今、ここ」で起きているわけではありません。過去を思い出しているときか、未来を想像しているときに起こります。どんなに「ついさっき」起こった現実の事実だとしても、目の前の「今、ここ」で繰り広げられてはいません、思い出しているのです。

瞑想によって「今」に意識が向いた結果、「目の前の今は何も問題が起きていない」ということに無意識のレベルで気づくのです。

確かに私の場合の「今」は、この原稿を書いているので、例えば身体的に傷つけられる（身の危険がある）わけでもないし、誰かに捕まっている（身体的自由がない）わけでもありません。同じように読者の皆様も、生きてこれを読んでいる「今、この瞬間」に、身の危険はないはずです。

そしてどんなに心配事やトラブルを抱えていても、それは過去を思い出しているか未来についての想像です。

そのような気づきが無意識レベルで起こると、さっきまで抱えていた問題が一瞬でも消えるのです。そして目の前に全神経が向いた結果、今そこにある自然の美しさから始まり、世界が輝いていることに気づくのです。

世界が変わったのではありません。本当の意味で「よく見た」だけです。

周りのものが光に溢《あふ》れ、自分は安全で完全に自由な存在として生きている、それを感じることができる……これを言葉にすると、「今、ここにいるだけで幸せ」ということになります。

もちろん、この感覚を常に感じ続けられるわけではありません。ですが、「前より実感できる」というだけで十分だと思うのです。そしてその時間が増えていくと、いつの間にか生活自体が変化していきます。

インドから戻り、私にとって瞑想が日常化してからわかったことですが、この至福感は、だんだん長く続くようになりました。

食事の支度をしているときも、息子のオムツを取り替えているときも、クルマを運転しているときも、仕事をしているときも、何をしていても楽しい、何もしていなくても楽しい。たとえその次の週に面倒な「何か」を抱えていても、それとは隔離された今の目の前の幸せを感じ、来週のその面倒な物事についても、「ただの予定」として余計な感想を持たずに捉えることができるのです。

もっと言うと、「面倒だと思っている予定」が、その日を迎える前にどんな展開を見せるかわからない、またそこに、私にとってどんな面白いサインが隠されているかもわからない……つまり、「面倒＝嫌なもの」という感覚はなくなるのです。

目の前への至福感が増せば、当然、イライラしたり、周りの物事にネガティブに反応することも減ります。

イライラするのはエネルギーが下がっているから……これも瞑想によって実感したことのひとつでした。お腹が空《す》いてイライラしているときに、食べ物（というエネルギー）を入れるとそれだけでイライラが治まることがあるのと似ています。瞑想によってエネルギーが取り込まれると、自動的にそれが治まるのです。

物事にはあらゆる捉えかたがありますが、その人の中で、物事へのアクセスするポイントがポジティブなほうへ変わっていくという感じです。

呼吸法、ヨガ、アーユルヴェーダとの関わり

インドで早朝のヨガプログラムに参加すると、その後は簡単に瞑想状態になりました。

ヨガの最後、リラックスするために横になると、あっという間にあの「気持ち良い状態」に落ちていくのです。まさに「落ちていく」という表現がぴったり。

はじめのうちは「あれ？　瞑想をしているわけではないのに、どうしてこんなに気持ちが良いのだろう」と思いながらまどろんでいましたが、総じて、体を動かした後のほうが瞑想状態に入りやすいということを後から知りました。

私がインドで受けたヨガは、国際会議中のプログラムのひとつでもあり、誰でもできる簡単なポーズのものでした。ヨガからイメージされる複雑な形はひとつもなく、柔軟体操の延長のような簡単な形、それなのにこれほど深く瞑想状態に入れるなんてすごい、と感心したものです。

現地の「場」のエネルギー、そこに向かうまでのその人の状態、「食」からのエネルギーの取り入れかたや物事の捉えかた、リラックスの度合いなど、全てのバランスによって瞑想状態に導かれることが自然とわかってきます。

ヨガや呼吸法は瞑想へつながる方法のひとつであり、決してフィットネスや美容のための「エクササイズ」として存在しているものではないのです。

シンポジウム終了後、３日間のスケジュールで受けた「アーユルヴェーダ」の施術でも同じことを感じました。

世界最古の「医療」とされている「アーユルヴェーダ」は、脈の動きによって体の構成要素や現在の症状を診断する「脈診」が基本とされています。脈診によって本来の体の性質や今の状況を知り、それを改善に導くために一人ひとり個別に処方された施術（トリートメント）を受けます。

私が勝手にイメージしていたオイルマッサージや眉間《みけん》にオイルをたらすシロダーラなどは全体のごく一部であり、中には体に触れるか触れないかほどのソフトなタッチのものや、体の一部を手で包み込むだけの施術などもありました。

恐らくその一つひとつに「チャクラを開く」とか「エネルギーのバランスを整える」というような深い意味があり、これも全体とのバランスの中で効果を表わすものなのでしょう。

共通していたことは、どれも施術の途中で瞑想状態になったことです。あの起きているような寝ているような気持ちのいい状態になり、その30〜40分ほどで（実際はもっと長く寝たような感覚ですが）、スッキリと元気になります。

体自体は、現実に戻ってきたばかりでぼーっとしているときもありますが、眠さや倦怠感《けんたい》の「ボーッ」ではなく、十分に緩《ゆる》んだ至福の「ボー」なのです。施術室を出ると色鮮やかな南国の花が目に飛びこんできます。

また、どの施術でも、自分で自然に目が覚めたちょうどそのときに施術者から「終わりです」とささやかれるのも不思議でした。意図的に起こされていないのに時間内に自然に目が覚めるのです。

一度など、ある施術の後、部屋に戻ってから急激な眠気に襲われ、そのまま夕方から翌朝まで寝てしまったこともありました。20時間近く寝て、だるさもなくスッキリと爽快《そうかい》に起きるとは……。これもまた、その人にとって必要な症状が出るということのようでした。

アーユルヴェーダも、全体とのつながりの中で成り立っていることがわかります。

朝にヨガをして、数時間おきに呼吸法と瞑想をやり、ベジタリアンの環境で精神的にゆったりと過ごし、常に他の誰かが瞑想していることによって「場」のエネルギーが整っている……そのような環境に身を置いているからこそ、各方法が深く効果を発揮するように思います。

結局、そこに向かう日常の生活が大事であることを再確認します。その人の大部分を占めている日常での思考、暮らしかた、場のエネルギー、全てが絡み合ってレベルが上がるのです。

ですが、その上で面白いところは、瞑想をすると今挙げたようなことが自動的に起こる、ということです。頑張って何かを変えたり、日常で節制したりするような苦しい努力は必要ありません。何もしない状態を作るだけで、これだけ変化が起きることに驚きます。

瞑想による日常生活での効果

すぐに起こる体感的な変化は今述べた通りですが、日常生活にもジワジワと変化が起こり始めます。

ひとつは、自分の周りの物事がつながり始めることです。

インド行きの流れからもわかるように、「朝思ったことの答えが夕方にはわかる」というようなスピーディな展開をしたり、関係ないところで起きていると思っていたアレとコレがつながったりし始めます。こっちで聞いていた話と全く同じこと、またはそれの答えとなることを翌日会った人が話し出すというつながりが起こったり、「全てはつながっている」と言われる意味がわかるのです。

これは、突然奇跡が起き始めたのではなく、物事のつながりがわかりやすくなったためです。

絡まっていた毛糸玉を解《ほど》いてみたら、実はAとBは同じ毛糸の両端としてつながっていたことがわかったということ、それを体験する私たちには、「奇跡だ！」とか「タイミングが良くなった」と感じられるのです。

これを「夢や思いを実現する」という視点から言えば、思いが実現するまでの時間は短く（早く）なります。早いことが良いわけではありませんが、自分の感覚としてこれまでより冷静で安定した心が「アレとコレをつなげればいい」とわかるので、「無駄な動き」が少なくなるのです。

「つなげる」と言うと、人脈的なことを思い浮かべる人も多いようですが、人同士のことだけではなく、「知りたかったことが意外な方向からわかった」とか、「全く別次元の話と思っていたことが、自分の抱えていたことの解決方法を示していた」というような「つながり」を見せ始めます。

全てに対して「必要なことが意図を持って向こうからやって来る」という感覚になり、総じて「うまくまわっている」と感じられるのです。

もうひとつの効果は、直感が冴えることです。

一日に何回も瞑想をしていたインド滞在中は、「直感のお陰！」とリアルに感じることが日に何度も起こりました。直感の連続の中を進んでいく、という感じです。

例えば滞在先のホテルで、ふと目について気になったあるモノをバッグに入れて部屋を出ると、そのモノのお陰で、私が望んでいたような人とシンポジウムの会場で知り合うことができました。

シンポジウムの期間中は世界中からたくさんの人が集まっています。そんな中から自然に話をした見知らぬ人が、「私が会いたい人だった（驚）」ということが起こる、それも何度もトライした結果ではなくピンポイントで、「そういうこと」が起こるのです。

その人とは、私がその「モノ」を持っていなかったとしても、いつかどこかで会うことになったかもしれません。ですが、その時間が短縮されるのです。

待ち合わせの時間になぜか早く行きたくなって30分ほど早めに部屋を出たら、そのお陰で思わぬ嬉しいことが起きた、ということもありました。これも「30分ほど早く行きたくなった」という感覚に対して、頭で考えずに素直に即行動できるようになっているから体験できるのです。

また、あれだけ大勢の人がいる中で「何度もバッタリ会う人」というのが出てきます。挨拶《あいさつ》を交わして終わるだけではなく、その後何度も意味深な出会いかたをする……そんなことが重なれば、お互いに「これは何かある！」と感じるのが自然です。

今回特に印象的だったのは、ある人と話が盛り上がって連絡先を交換したのに無くしてしまった、残念……と思っていたところ、その翌日、意外な場所でバッタリと再会したことでした（すでにシンポジウムは終了していたので、会議場の中でバッタリとはわけが違います）。そこでまた話が深まると、その数時間後、また別の場所でバッタリ出会いました。

そして極めつけ、帰りの空港のラウンジでもバッタリと会ったときは、思わずお互いに「It's a fate!（ご縁だねぇ！）」と抱き合ったものです。ここにどんな宇宙の計らいが隠されているのでしょうか。これもまた、今、先が楽しみな出会いのひとつです。

答えは全て自分の中にある

まとめると、今の私が感じる「瞑想による効果」は次のようになります。

・エネルギーが高まることによって活力と知性に溢れるようになり、
・直感の世界に導かれ、
・自分の人生（生活）が豊かで最高のものとして（至福を）感じられるようになり、
・自分の望みや夢が創造的に実現し、
・その結果、地球や宇宙全体の波動の上昇（レベルアップ）にもつながる。

繰り返しますが、最も素晴らしく感じるのは、瞑想をすると、右のようなことが自動的に起こることです。そこに努力はいりません。「何もしない状態」を作るだけでこれが起こる……。

こうしたことを体験すると、私たちはいかに人生や成長を「難しいもの」にしてしまっているかを感じます。ただ、自分が本音で感じていること……今何をしたいか、どう感じているか、何が気になっているか、それらに素直に行動していけば、自然と運が拓け、流れがよくなるのです。そして、自分の感じかたこそ「宇宙からのサイン」であり、答えは全て自分の中にあることがわかってきます。

インドに行く前、瞑想は私にとって「たまに実践する心のメンテナンス的なもの」でした。それが、多くの変化を体験して「いつも共にあるもの」になりつつあります。いつでも心身にエネルギーをみなぎらせることができる魔法を知ったような気持ちです。

「瞑想」をすると、結果的に「瞑想的な生活」をするようになります。「瞑想」と

「瞑想的な生活」、これは「鶏と卵」のような関係ですが、この両者が噛《か》み合うと、自分に必要な宇宙の知恵（情報、サイン）がますますダウンロードされるようになるのです。

自分の心のワクワクを追いながら、人生が創造的に展開していく、とても楽で楽しい世界が拓けていきます。

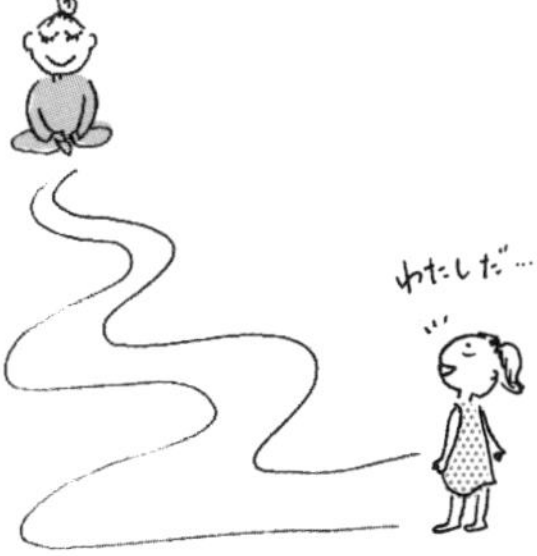
わたしだ…

朝のひらめき

a flash of intuition

「気」を動かす瞑想タイム

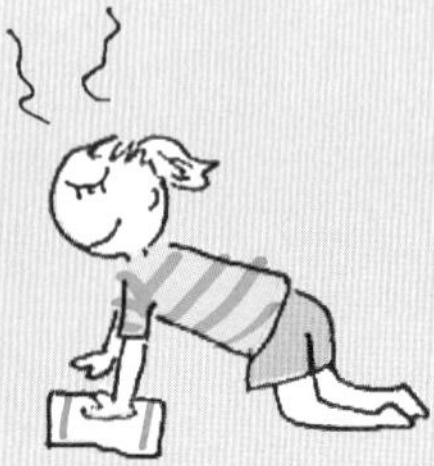

Point

★朝一番、言霊《ことだま》の力で一日を創造する

★掃除と瞑想はつながっている

★朝の瞑想で「今日」のタイミングを引き寄せる！

★全ては「自分が心地良いかどうか」

Column

★「ひとり妄想クラブ」で、頑張らずに夢をかなえる

a flash of intuition

目覚めのアファーメーション

朝一番、言霊《ことだま》の力で
一日を創造する

先日、目が覚める直前に、とてもいい夢を見ました。内容はほとんど覚えていないのですが、体も心も何とも言えない気持ちの良さ……あれだけで、その日の前半、ずっと幸せな気持ちになったほどでした。

言霊《ことだま》のパワーを使う

朝起きた一番はじめ……いえいえ実際にはまだ起きてもいない、目が覚めたかどうかもわからないいくらいのベッドの中で、私は毎朝、「自分が聞いて嬉しくなる、自分への声かけ」をしています。

・今日もすごくいい一日になる
・びっくりするような嬉しいことが起こる
・刺激的な楽しい一日になる
・幸せを感じられる日になる
・ワクワクしながら進める日になる

・一つひとつを丁寧に味わえる一日になる　など……。

もっと「自分自身」にフォーカスした声かけもあります。

例えば、今の自分に望んでいる○○や夢があったとしたら、

・私は○○になるにふさわしい能力がある
・私は○○になるために十分な用意ができている
・私はすでに○○がある
・今日も○○が近づいて来ている　など……。

自分を鼓舞することはしません、それは疲れるからです。無理に頑張ることが目的ではなく、基準はいつも、自分が聞いて心地良くなるかどうかです。

内容にもよりますが、私は自分の望みや実現したい○○について「今日も○○が近づいて来ている」という表現が好きです。

昨日と同じような今日に見えても、私の知らないところで確実に何かが動いて○○

が近づいて来ている……そう思うと、「今日の一日もあそこに向かっている」と実感できるからです。意味のない一日ではなく、そこにつながっている今日、一日経つごとに〇〇に近づいている、と感じられるのです。

「〇〇になるために十分な用意ができている」という表現も好きです。

「すでに〇〇がある」というのもいい……すでにそれがある暮らしを体感する気持ちになれるからです。

ポイントは、自分が聞いたときに、明るく楽しい気持ちになれるかどうか……、これは「瞑想的な生活」の基本です。自分の感覚で「いい、好き、居心地がいい」と思えるかどうか。ですから朝一番に聞く言葉として、自分自身が楽しくなる、自分のお気に入りの表現を見つけることです。

自分が前向きになるこうした声かけのことを「アファーメーション」と言うと、後から知りました。

これまでの私の本を読んでくださっている方であればよくご存じだと思いますが、

私は「スピリチュアル」と「そうではないもの」の境界線がよくわかりません。朝起きて、自分が嬉しくなる言葉を言ったほうが一日の始まりが楽しくなるからやっていた、「それをスピリチュアルな世界ではアファーメーションと言う、だからあの人はスピリチュアルな人だ」と言う人がいても、私にとっては毎日普通にしていたことなので……表現はどちらでもいいことだとよく思います。

つぶやき的なひらめき

たまに、この寝ているか起きているかわからない時間帯に、私の意思とは違うことをつぶやくときがあります。はっきりと私自身がつぶやいているのですが、頭で考えていたことではありません。

例えば、先週はこうでした。

「あの流れの良かったときと今では何も変わっていない、自分がどう捉えているかだけ」

こういう日もありました。

「とにかく水を飲んだほうがいい」

また別の日には、

「今日から挽回《ばんかい》する！」

自分の意思とは関係ないところで突然こういうことを自分がつぶやくと、ビックリします。ですが、たいてい「あぁ、これはあのことを言っているんだな」とすぐ意味がわかるのです。


数日前はこうでした。

「これで放電するから良くなる」

この日、私は風邪が悪化し、喉の痛みと熱っぽさを感じて目が覚めました。

その起きる直前にこれをつぶやいたのです。

そのときの私は、「入ってくる情報が多くて飽和状態になっているのにアウトプット（表現）ができていなくて消化不良」という状態でした。発熱によって放電することで、風邪をひく前から抱えていたモヤモヤ感も一気になくなったのです。

こういうことが度々起こると、あの時間帯につぶやくことは偶然やデタラメではなく、私にとって意味がある真実であることがわかってきます。

今これを書いている数日前、こんな話を聞きました。

私はオンラインサロンで「引き寄せを体験する学校」というものを運営しているのですが、そこの生徒さんが投稿してくれたのです。

遠方に出かける日の朝、目覚まし時計が鳴る前に「朝ごはんでも作ったら！」と心の中で声がしたそうです。朝食は新幹線でとるつもりだから、と二度寝しかけましたが「確かに声がした、何これ？」と飛び起きました。

先に起きていたご主人に「朝ごはんいる？」と聞いたそうですが、普段から食べないのでやはり「いらない」と……では一体何なのだろうとウロウロしていて気づいたそうです。

「あれ？　もう出かける用意をしないといけない時間じゃない？」

目覚まし時計を1時間遅くセットしていたのです。

「その後ちゃんと用意して間に合ったのですが、ビックリした朝でした」

これは、私にとって朝のつぶやきの感覚ととても似ています。自分の頭で考えて発した言葉ではないのに、状況を確実に捉え、そこへのアドバイスになっているのです。

考えてみると、朝のアファーメーションを始めた頃から、こういう「つぶやき的なひらめき」がたまに起こるようになりました。

どこから先がスピリチュアルかという「スピリチュアル談義」は別の機会に譲るとして……とにかく朝は、自分が聞いて元気になる声かけから一日を始めています。

a flash of intuition

「引き寄せを強める」瞑想掃除

掃除と瞑想はつながっている

朝起きて、瞑想を始める前に床の水拭きをします。これは、水拭きによって流れが変わり、運が良くなることももちろんですが、軽く体を動かしたほうが瞑想状態に入りやすいからです。

私が床の水拭きにハマったのは、今から数年前、神社関係の本を書いていたときに、神社の神職の方々が「掃除」の話で盛り上がることに驚いたからでした。

いかに浄化が大切で開運に素晴らしい効果があるか、一般家庭における掃除（お清め）や入浴（禊《みそぎ》）の意味と効果など、神道の世界における「浄化」の意味の深さに感動したものです。

「変化したい」と思っていた当時の私は、この話に飛びつき、早速、毎朝の床の水拭きを始めました。

その結果、自分の生活（仕事でもプライベートでも）に素晴らしい変化が起こり、それ以来、毎朝の床の水拭きは朝の習慣となったのです。瞑想の話が集まり始めたのも、きっかけは床の水拭きです。

掃除で「気を動かす」方法

掃除をすると、なぜ流れが良くなるのか。
それは、部屋が自分自身に対応しているからです。部屋の汚れを拭《ぬぐ》い、新しい風を通すということは、自分自身の詰まりをとって流れを良くすることに通じます。ですから掃除をすると、長い間抱えていた問題が解決したり、長年停滞していたことが動き出したり、というような嬉しい変化がよく起こります。

やりかたは簡単。水拭きに入る前に、まず、家の全ての部屋の窓を開けて風を通します（家族がまだ寝ている場合は、寝室以外の部屋です）。「風通しを良くする＝気を動かす」ためです。そして開けた窓から空に向かって両手を広げ、「おはようございまーす。私（名前）はここにいまーす」と宇宙に挨拶をします（笑）。これは、「宇宙や神様に自分の存在をアピールするといい」とどこかで聞いて気に入ったから（……まぁこのあたりはしなくてもいい）です。その後、うがいをしてからコップ１杯の水を飲みます。これも体の流れを良くするためです。

そして水で濡らした雑巾《ぞうきん》を絞り、玄関から床を拭いていきます。

我が家の場合、玄関とそこから続く廊下は石なのでスムーズに拭くことができます（拭き過ぎるとすべって危ないくらいです）。廊下の途中にあるトイレと、リビングに続くキッチンの床も同じ材質の石なのでスムーズですが、リビングや寝室、その他の部屋は絨毯《じゅうたん》なので拭ける部分がありません。

つまり拭けるのは、玄関とそこから続く廊下、キッチンとトイレだけなのです（それでも十分に効果があります!）。そして毎日拭いていれば、一日では汚れないので雑巾も汚くなりません。時間がかかるのははじめの1、2回で、あっという間に終わります。

「今、ここに集中する」

水拭きをする時間帯は、この「朝の時間」がオススメです。ただの「掃除」ではなく、「気を動かす、清める」という意味があるので、一日の始まりの朝の光の中が最適なのです。

同じ理由から、お掃除ロボットやダスキンの類もナシ、お掃除代行システムなどを入れている場合でも、それとこれとは話が別。他の場所を代行していただき、朝の床の水拭きは、雑巾を水で絞り自分の体を使ってすることが重要です。


私はすぐに日常で実験をするので、掃除についても初めのうちはいろんなバージョンを実験しました。その結果、わかったのです。

汚れをとるだけなら立ってモップをかけるだけで十分ですが、床に膝《ひざ》をついて雑巾掛けをするというのは全く違う世界。「瞑想」というものを知った今になってみると、目の前を無心で拭いていたあれは瞑想状態だったのだな、とわかりました。

たまに、拭いている間に意識が飛んでいたような空白の時間があり、「あれ？　今どうしていたんだっけ？」という瞬間があります。瞑想の途中に、たまにストンと意識が飛ぶ感覚と似ています。寝ているわけではないし、自分で動いて掃除が進んでいるのに、ちょっとタイムスリップしたような感覚になるので、私は「瞑想掃除」と呼んでいます。

昔、一人暮らしをされていたある出版社の社長さんが「自分はアイロンをかけているときに意識が飛んだようになるときがあって、そこでかなり多くのひらめきを得る」という話をされていたのですが、それも同じことだと今ならわかります。

ひとつのことに無心で没頭するというのは、瞑想と同じ「今、ここに集中する」ということになるのです。

数年前、水拭きを始めたばかりの頃は、

「これできっと何かが変わる！　それまでしていなかったことを毎日するようになったんだから、変わらないはずがない！」

なんて思いながら拭いていました（笑）。あの頃は実験の意味もあったからです。

水拭きの効果を充分に確認してからは、自分の未来の楽しい計画のことを思いながら拭くようになりました。今日やるべきことを考えるのではなく、これからやりたい未来のことをワクワクと妄想するのです。

ですから私にとって、この「朝の水拭き」は、掃除をしながら自動的に未来のイメージングもできてしまう、かなり濃密な時間なのです。

a flash of intuition

わたし流、朝の瞑想

朝の瞑想で「今日」のタイミングを引き寄せる！

以下に書くことは、これまでに私が体験したいくつかの瞑想を、「わたし流」に組み合わせたものです。

どれも基本的なことは同じであり、とてもシンプルです。私の感覚では、何事も本物であるほどシンプルで、「こうでなくてはいけない」という規律や縛りはほとんどないように感じます。

自分の自然な呼吸に集中するだけでいい

一人きりになり、インターフォンや携帯電話など、静けさを妨げる可能性のある音源を切ります（家族と一緒に自宅にいる場合は、誰も起きていない早朝がオススメです）。

タイマーを20～30分にセットします。

あぐらをかき、または椅子に深く腰掛け、自然に背筋を伸ばします。

手の平を上に向けて膝《ひざ》（または腿《もも》）の上に自然に置き、目をつぶります。

自然な呼吸をして、しばらく呼吸に集中します。

「鼻から吸って、鼻から吐いて、吸って、吐いて、吸って、吐いて……」

このとき、独特な吸いかたをしたり回数が決まっていたり、それぞれの瞑想法で違いはありますが、基本は「自分の自然な呼吸に集中する」ことです。

集中する、と言っても「自然にできる範囲」で十分です。

瞑想は「何もしないこと」なので、何かの考えが浮かんでもそのままにしておきます。その考えを追求して考え続けることはしないほうがいいですが、無理に押しのけることもせず、そのままにして流します。ひとつの考えから別の考えが連鎖的に続けて展開していく思考はやめたほうがいいですが、細切れの思考がパッと断続的に出てくる（つながっていない思考）のは問題ありません。

私の感覚では、何かが浮かんだら、目の前のベルトコンベアーにその思いをパッと乗せて流します。ですがこれも無理はせず、「何もしない」の範囲内で自然にする程度です。

マントラを使うとき

インドで受けた瞑想のレクチャーでは、一人ひとりに個別のマントラをいただきました。絶対に他の人に話してはいけないとされている、自分だけのマントラです。

はじめは「他の人に話したらいけないなんて、どうして?」と思いましたが、「自分だけの大切な秘密のもの」と大事に心に秘めることで効力が高まる、とされています。またその瞑想の教えでは、「マントラを引き継ぐことによって、かつての聖人たちのエネルギーが伝わる」ともされていました。

そのようなマントラがある場合は、瞑想中に何かが浮かんだときに、それをゆっくりと唱えます。呼吸に合わせて唱えても問題ありません。呼吸に集中しながら、マントラを心に思う、という感覚です。

マントラに使う言葉は、最終的には何でも良いと感じています。自分が信奉している神社仏閣の神様のご真言でも良いし、日本語では「ありがとう」というような言葉もマントラになると聞きます。

「ありがとう、ごめんなさい、許してください、愛しています」という言葉を繰り返すことによって一定の効果を得る、ハワイ発祥の伝統的なセルフクリーニング法「ホ・オポノポノ」という教えがありますが、あれもマントラ的な効果を利用している形かもしれません。

オールマイティに通用する効果的なマントラは「オーム」という音である、ともされています。「オーム」は宇宙が始まるより前から存在していた音で、万物の始まりの音であり、そこに言葉としての意味はなく、単に、その音（振動）を味わうことに意味（効果）があります。声に出して唱えると、振動を体感することによってチャクラも刺激されるとされています。

唱えかたは、ローマ字読みの「AUM」に近く、前半の「アゥ」と後半の「ゥム」に分かれます。大きく吸い込んだ自分の息の三分の二くらいを前半に使いながら、「あ」と「お」の中間のイメージで発音します。

「ゥアゥーーーーーー（自然に口を閉じて）ゥムーーーー」

残り三分の一の息を「ゥムー」に当てます。

前半は音の振動をお腹に感じ、それが徐々に胸、喉に上がって最後の「ゥムー」は頭が振動するのを感じます。これがチャクラに刺激を与えていることにつながります（73ページ〜に書いている「チベット体操」の本にも詳しい説明が載っているので参考にしてください）。

右記は実際に「声に出す場合」ですが、瞑想中は声を出さないため、「ソーハム」というマントラが使われることが多くなります（どの種類の瞑想でも、比較的よく使われているマントラです）。

「ソー」で吸って、「ハム」で吐きます。

「ソーハム」には意味があり、「私はそれである」という意味です。

「私は誰か？」という問いに対する答え……「それ」とは宇宙そのものであり、自分と他者の区別のないもの、「それ」としか表現のしようのないものです。逆に言うと、「私は何者でもない」ということで、「空《くう》」とされるものかもしれません。

自分の価値を決めている職業や肩書き、さらには人間としての形を手放すことで、全ての存在と境界線のない「何者でもないもの」を思い出すためにあるのかもしれません。

私の経験から言えば、マントラの言葉としての意味はそれほど考える必要はなく、ただ呼吸に合わせて「音」を唱えるだけで効果を発揮します。「唱える」というのも、心でその言葉を繰り返す、心の中心でそれを思う、というイメージを持てば十分です。

マントラは、その音の効果だけではなく、余計なことが心に浮かんだときに、マントラに意識を戻すことで元に戻りやすくなる（＝浮かんだ考えに流れて行かなくなる）という効果もある気がします。

実際にやってみるとわかりますが、呼吸に合わせて心の中で繰り返す言葉があるほうが、何もない状態で「呼吸に集中しよう」と思うよりも自然に呼吸に意識を向けることができ、結果的に何も考えない（それに近い状態）でいられるのです。

マントラがあってもなくても、またはそれがどんなマントラであっても、吸って、吐いて、吸って、吐いて……今自分のしていることは呼吸だけ、「ただそこにいる」

という状態を作ります。その間、少しくらいは体を動かしても大丈夫（例えばどこかが痒《かゆ》くなったら掻《か》いてもＯＫ）です。

その状態のまま20〜30分を過ごし、タイマーが鳴ったらゆっくりと目を開けます。

同じことを朝と夕方の２回実施すると良いそうですが、私は今のところ朝のみです。瞑想の後はエネルギーレベルが高まって活発になるので、寝る直前にするのはオススメではありません。マイナスにはなりませんが、せっかく活発になったのにもったいない、という感覚です。

瞑想中に「寝てしまったような気がする」と感じても、本当に熟睡してしまわなければ、それも瞑想状態のひとつです（本当の熟睡が続く場合は、実際に睡眠時間が足りないということになります）。

瞑想中はその人に必要な体験が起こる

瞑想中に何か面白いことが見えたり聞こえたり浮かんだりする場合も、それに捕われずに流します。他の多くの精神的な修行でも言われることですが、途中に見えることは「途中段階」であり、見える人のほうが瞑想状態が深いというようなことは決してありません。幽体離脱なども、基本的にしようとする必要はありません。単に、その人に必要な、その人にとって意味のある体験が起きている、というだけです。

それぞれの体験はそれぞれの人のものなので比較する必要はなく、同時に前回の自分の体験と比べる必要もありません。

瞑想中ではなく、瞑想後に感じることのほうが重要です。

プロローグにも書いたように、私の場合は瞑想をして一日を始めると、幸せを感じる時間が増えます。目の前の小さなことを大事に丁寧に味わおうという気持ちになり、今日という一日、ひいては自分の人生が素晴らしいものに感じる瞬間が増えるのです。一日を、あの幸せな感じで始められるというだけで魅力的です。

「至福の波」というようなものが、突然やって来ることもあります。あの感覚は本当に不思議で、何がきっかけになるかわからないのですが、正に「波」が押し寄せるように、急にものすごく幸せな気持ちがやって来るのです。その波はまた自然に遠のくのですが、あれがずっと続いたらすごいな……といつも思います。

そして、明らかに直感が冴えます。「こんがらがっていた紐《ひも》」が解けるので、「あの人に電話してみよう」とか「あそこに行ってみよう」というふとした思いつきの行動が、アレとコレを結びつけることにつながります。次にするべき必要な行動が、「ふと思いつく」という方法でやって来るようになります。

もちろん、このような直感や、直感を行動に移したことによる流れの良さは以前からありました。ですが、瞑想をするとその数が増え、より大きなことに展開する内容になるなど、ダイナミックになるのです。そして、途中の細かい過程をスキップするようにスピード感が増すのです。

何より、自分自身が「何だかうまくいっている」と感じられます。どんなに流れに乗った動きをしていても、本人がそれを感じられなければ意味がありません。

私の机の前には、思いついたことを書き留めてあるメモがたくさん貼ってあります。瞑想をしてそれらを眺めているうちに、望んでいることに対して「あぁ、コレとアレがつながるんだな」と先の地図が見えてくるのです。

もうひとつ、独特の体感的な変化もあります。

以前は、「朝の忙しいときに30分も座っている時間なんて、ありませんっ！（無理！）」と思っていたのですが、瞑想を始めてから、なぜかそれまでより1～2時間早く目が覚めるようになったのです。だいたい4時半くらい、スッキリと倦怠感なく、目覚まし時計をかけてもいないのにシャキッと起きる、これには驚きます。今までどんなに目覚ましをかけても、ギリギリまで寝たかったのに……。

もちろん、これも毎日そうなるわけではありません。自然とそうなる回数が増えた、という感覚です。

朝に与えられたその数時間で、床の水拭きや瞑想やひとりの充実した時間がとれるようになりました。以前は、小さな子供と一緒の生活でどうやって瞑想の時間を確保するか、そのためにイライラして本末転倒だったこともあったはずなのに……（笑）。

この心の平安と流れの良さを体験すると、今ではむしろ、「忙しいときこそ瞑想が必要」と感じています。

Column

プライベート美的コラム①

「チベット体操」と私の食生活

☆全ては自分が「心地良いかどうか」

最近、朝のひらめきの時間割にひとつ項目が増えました。

「チベット体操」です。

「体に良いことを毎日ひとつやりたい、何にしようかな」と思っていたときに、私が校長を務めるオンラインサロン「引き寄せを体験する学校」に投稿されていた生徒さんからのコメントにピンときたのです。

「引き寄せを体験する学校」は読んで字の通り「学校」なので、オススメの本を紹介する「図書室」があり、そこに『五つのチベット体操』という本が紹介されていました（ピーター・ケルダー著、渡辺昭子翻訳、河出書房新社）。

読んでみて、ものすごく気持ちが上がりました。……これです、この気持ちの盛り上がり、ワクワク感。どんなにそれが素晴らしいものだとしても、信頼できる人から勧められたとしても、私自身の気持ちの盛り上がりがなければ始める理由として不十分……気持ちが盛り上がるというのは、宇宙からのサインなのです。

チャクラを動かす儀式

その本に書いてありました。

「チベット体操が生まれたチベットの僧院では、これは体操ではなくチャクラを動かす儀式として扱われている」

この説明に、またビビッと来てしまいました。儀式……。筋肉を鍛えるとか、血液の循環を良くするというような西洋医学的なアプローチよりも、同じことを伝えていても東洋的なアプローチのほうが、そのときの私にはスッと入ってきたのでした。

チベット体操は5つの決まった形の動きを繰り返します。はじめは数回、徐々に回数を増やして、最後は21回にまでなります。もちろん、その21回という数字にも意味がある……。考えてみると、私がよく参拝する神社仏閣のご真言の中には、21回繰り返すことになっているものもあり、やはり何か意味があるのでしょう。

この本には、続けてチャクラを動かす意味やマントラの説明、「オーム」の唱えかたなど、チベット体操の根底の秘技について解説されています。これがまた、瞑想と似通っている部分が多く、アファーメーションの必要性や物事を実現する引き寄せの法則と全く同じなのです。

チベット体操を始めてから、すぐに肩こりがなくなりました。チャクラがどのように動いているのかはわかりませんが、あの気持ち良さだけでも、私には十分にやる意味があるのです。

自分の体に必要な情報がわかる

チベット体操以外の「体のメンテナンス」については、今のところ、ほぼ何もしていません。

「……とは言っても何かありますよね？」とよく聞かれますが、本当にありません。「あまりに偏った食事を続けないようにする」とか、「夜中にお菓子を食べないようにする（少しは食べてもいい）」くらいは気をつけていますが……（笑）。

実はインドで、アーユルヴェーダの脈診を受けたときに、「私が控えたほうがいい食べ物」も教えていただいたのですが、「完全にやめる必要はない」とのことだったので、量を減らして今でも食べています。


宇宙とつながって感覚が冴《さ》えてくると（＝瞑想的な生活をするようになると）、今自分の体が何を必要としているか、わかるようになります。

特別なことではなく、例えば無性に「野菜が食べたい」と思うときがあったり、「フルーツが欲しい」と感じる朝があったり、そういう誰にでもある小さな感覚が、実は今の自分にとても重要であると、前よりわかるようになるので、「今はそれを摂取するべき」と確信できるのです。

この感覚は非常にリアルです。自分の感覚、感情などの繊細な違いに気づくようになり、小さな感じかたにも偶然はなく、実はそれが宇宙からのサインだとわかるようになります。

その感覚で、ある日、「アーモンドやクルミのようなナッツ類を食べたい」と強く思ったときがありました。するとその数日後、それらに含まれているオイル成分がいかに美容と健康に必要か（日本人に足りないか）という話を、美容研究家に力説されることになったのです。

もちろんこれは誰にとっても必要な成分ですが、たまたまそれを強く思ったときに同じ情報が耳に入るというのは、そのときの私に特に必要だったのでしょう。

朝のアファーメーションで「私は健康である」というような声かけをしておけば、今の自分の体に必要な情報が「ふとそう感じた」という伝わりかたでますますやって来るようになります。

エネルギーが下がると体に溜め込む

「お肉を食べたい」と思う時も、もちろんあります。甘いものが欲しいのは体が疲れているときだから食べていいし、「瞑想的な生活」をしているとアルコールも少しの量で元気になります。自分の中で暴飲暴食するときもありますが、それは翌日に調整すればいいので、特に節制もしていません。

節制して規則正しく暮らしているから健康なのではなくて、居心地良い心の状態を維持することのほうが大事……気持ちが整っていれば、何かのはけ口のような暴飲暴食はしなくなるし、体の変化や調子に敏感になります。病気や感染症を防ぐために、一般的な方法だけではなく「今、あれをしてはいけない気がする」とか「私には○○がいい気がする」と感じる力も強くなるのです。

例えば、私はパンケーキが大好きですが、頻繁に食べていても、心の状態が良いときとそうでないときでは体への吸収のしかたが違うように感じます。同じメニューを食べていても、ストレスがあるときは溜め込みます（その結果、太ります）。体の細胞は全て生きていますから、自分自身にストレスや欠乏感があって、うまくいかない原因を自分の外に求めている「エネルギーが下がった状態」では、体も「もっともっと」と欲しがるので吸収する……とても自然なことだと思います。

物で考えても同じですよね。自分が満たされていると、必要以上の物には目が行かなくなるし、楽しみや豊かさを味わうために楽しく買い物ができます。ですが欠乏感があると、今の不安感や不幸を埋める求めかたなので、何を得ても次が欲しくなります。そのエネルギーでは、いくら買い物をしても豊かさはやって来ないのです。

そういう意味で、自分にとって苦しい食事制限をしてルールを作ってしまうと、逆にいつもより「食べ物」に意識が向くので食べてしまうのです（意識を向けたものが拡大するのが引き寄せの法則なので）。

進化した世界の食生活

精神レベル、魂のレベルが格段に進化した世界では、「食事は、自分の食べたいものを食べたいときに食べたいスタイルで摂取するようになる」ということを多方面で聞きます。宇宙と一体となった自分の本音に正直になれば、食べ物に快楽を見出す欲求はなくなるので、結果的に食べ物の摂取量は少なくなり、また「これが好き」と自分が感じるからこそ、良いものを吸収できる、ということも大いに納得できるのです。

また個人的には、「食べたいスタイルで食べるようになる」というのも賛成です。誰でも、「リラックスした状態で一人で好きなものを食べたいとき」はあります。いつも同じ時間に一緒に座って食事をすることだけが、「家族の和」につながるわけでもありません。実際、現代社会において、素晴らしい直感力と創造的な考えかたで大成功している私の友人とこんな会話をしました。

「自分が完全にリラックスした状態を長く続ければ続けるほど、新しいアイディアがどんどん出てくる」という話をしていたときに、「特に食事の時間は重要で、自分の好きな時間に、できれば一人で食べるほうがいい」と断言していました（一緒に住んでいる家族が大勢いるとしても、です）。

現代では、この部分だけを言うと語弊がありますが、今後はこれも「普通のこと」として認められていくようになると思います。

あなたに合う長寿の秘訣

チベット体操の本には、こう書いてあります。

「長生きするには、一回の食事の食べ物の種類をできるだけ減らすこと」

現在の日本の一般的な感覚では、より多くの種類をバランス良く食べることが良いとされています。ですがこの本によれば、「たくさんの種類を同時に食べると栄養素がぶつかって喧嘩《けんか》をしたり、たくさんのものを一度に消化したりしなくてはならなくなる」らしい……一理あると思います。

息子の朝食がいつもだいたい同じメニューなので、もっとバラエティに富んだメニューを用意して毎朝変えたほうがいいかな、と思っていたときに、栄養学に詳しい友人が教えてくれました。

「朝食は決まったものを毎日食べるほうがいいのよ!?」と。

決まったものを食べていると、それに合った腸内菌が育ちます。毎日違うものを与えてしまうと菌が育たずに定着しない……。確かに長寿の人は、毎朝決まったメニューを食べている人が多いような気がします。

　私の祖父母2人は100歳を超えるまで生き、残り2人も90代で亡くなりましたが、みんな朝食はそれぞれ「決まったメニュー」でした。「その人にとっての決まったメニュー」というのが面白い……毎日お肉を食べて長寿だった人も、毎日晩酌をしていた人も、自分に合うスタイルを見つけていたからであり、そのルーティンが健康を維持していたのでしょう。もちろん、異常な大量摂取はどんなものでもダメだと思いますが……。

　規則正しく決まった時間に食べるのが良いという教えもあれば、同じ量を少しずつ分けてお腹の空いたときに食べるのが良い、という教えもあります。それほどお腹が空いていないのに時間が来たから食べるよりも、食べたいときに食べるほうがいい……これもまた一理あります。

　世の中のあらゆる健康美容法には真逆のものがたくさんありますが、結局、その人が一番心地良く感じるものが、その人にとって一番効果的に作用すると感じます。「苦しいことを課したほうがやりがいがある」という人もいますが、それもその人のタイプなのでしょう。

どちらにしても自分に良いものを察知するには、いつも心が快適であること。ですから私は自分の健康についてはこれからも、「規則正しさ」より「心地良さ」を優先すると思います。

もちろん家族、特に息子の寝食については規則正しくしていますが……これがなかなか大変です……（笑）。

a flash of intuition

「ひとり妄想クラブ」開始！

「ひとり妄想クラブ」で、頑張らずに夢をかなえる

私の場合、朝起きたときから、「ひとり妄想クラブ」は始まっています。映画を見て完全にその世界に入り込むと、見終わってからしばらく、まるでその主人公の世界を生きているような感覚になることがありませんか？　無意識のうちに主人公と同じような話しかたや振る舞いになっていたり……。

その振る舞いをしていれば、その振る舞いにふさわしいこと、つまりその映画の主人公と同じことが起こりやすくなります。その波動に同調しているからです。

その思い（エネルギー）が強ければ強いほど、また考えている時間が長ければ長いほど、それになりやすくなるのが引き寄せの法則です。

○○のつもりで過ごす

○○になりたければ、すでに○○のつもりになって過ごす。

これは確かに効果的な方法だと思います。

以前、私の友人にこんなことがありました。

私と友人たち4人で食事をしていたとき、Tちゃんのご主人から連絡（LINE）がありました。

「宝くじに当たった」というのです。しかもびっくりするような高額でした！

私たちは一瞬にして盛り上がり、Tちゃんの今後についていろんなことを話しました。

Tちゃんが長年やりたいと思っていたことを、いよいよ実現できることにみんなで興奮して具体的な計画を立てたり、それをきっかけにTちゃんが蓋《ふた》をしてきた秘められた思いがカミングアウトされたり……短いランチの間に、これまで聞いたこともないTちゃんの心の声を聞くことになって、とても豊かな時間になったのです。

私たちと別れてからも、Tちゃんはその日一日、子供の用事をするのも、普段は面倒に思っていた雑事も楽しくこなしてワクワクしながら一日を終えました。

ところが、宝くじに当たったというのは全くのウソだったのです。

ご主人が帰宅後、ウソだとわかったTちゃんは驚き……を通り越して怒りが湧いてきました。当然です。後日、それを聞いた私たちも「どうしてそんなウソを……」と驚きましたが、実はこれには二人にしかわからない深い理由がありました。

その理由はあまりにプライベートなことであるのと、話の筋には関係ないのでここでは割愛しますが、大事なことはこの後です。

はじめは腹を立てていたTちゃんは、その後、考えました。

「宝くじが当たったと本当に思ったときのワクワクした気持ち。本来、あのような楽しい気持ちで毎日を過ごさないといけなかったんだ……」

宝くじに当たったと思っていた数時間、目の前に何があるわけでもないのに豊かな気持ちになり、それだけで、はじめから日常にあった「豊かさ」を思い出したのです。考えてワクワクするやりたいこと、本来の自分、いつも目の前にあった家族の温かさ。

周りにある「豊かなこと」を思い出し、「それを忘れてはいけない」と、再びそのワクワクしたエネルギーで暮らし続けた数カ月後、家族に素晴らしいことが起こり、結果的にTちゃんの望みが全てかなうことになったのでした。

この展開には本当に驚きました。「それがあるかのように暮らす＝その波動で動き続ける」ということなので、それにふさわしい状態がやって来るのです。

夢を目指す必要はない

私もよく「○○になったつもり」をやっています。

私がいずれなりたいもの、やりたいこと、それは具体的に名前がついているものではありませんが、「こういうことをしている私」にすでになっているつもりで暮らしています。正確に言うと、「つもり」というより、私の中では完全にその自分を生きています。つもりの「ごっこ」ではありません。

完全なる「ひとり妄想」ですが、実にリアルです。○○を「目指している」という感覚とも違う……私の中では、もうそこを生きているので目指す必要もないのです。

これは、「自分ではない別の何かになりたい」という種類のエネルギーとは違います。自分以外の何かになりたいと思うとき、人は今の自分の足りないところに意識が向いています。「ここがダメだからもっとこうなりたい」「私ではないあの人のようになればもっと幸せだろう」、というエネルギーで動き始めると、望んでいたものを手に入れても欠乏感が拡大します。

引き寄せの法則は、動機のエネルギーが重要なのです。それをする始まりのエネルギーがワクワクしたポジティブなものか、モヤモヤゾワゾワするネガティブなものか、それが拡大していきます。どちらが正しいか、ではありません。単純に自分のエネルギーが拡大するだけなのです。

その○○を思うだけで楽しくなり、ワクワクしてきて、結果的に目の前の今を楽しむことにつながる……それが私の好きな「ひとり妄想クラブ」です。

「すでに○○になっている自分」を生きていると、生活の中で自然に思いついたことが、「○○になるために実はとても必要なことだった」と後からわかったりします。すでに○○のエネルギーで生きているので、自然と○○にふさわしいことを思いつくのでしょう。

よく考えてみると、今、○○と同じ気持ちになっているのであれば、すでに○○になっているのと同じです……ここまでくると「思考＝未来」になり、いずれ現実の世界にも確実にそれが現れ始めます。内側が○○と同じになれば、外側の目に見える形も○○になるのは時間の問題なのです。

講演会やファンクラブ内でも「思いを実現するために効果的なイメージング」についてよくご質問をいただきますが、本当に効果的なイメージングとは、その望みを思い描いた途端、いてもたってもいられなくなって動き出してしまうような感覚になります。それが本当に1カ月後に起きるとしたら……こうしてはいられません。準備をすることがたくさんあるからです。

夢は追うのではなく、引き寄せるものです。

毎朝、「ひとり妄想クラブ」の活動開始、です。

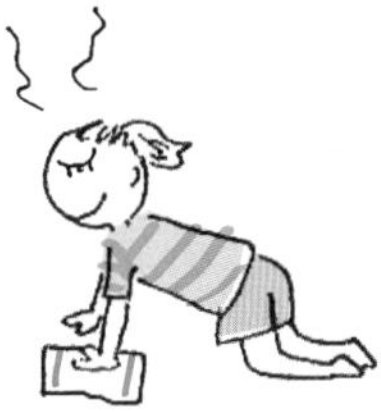

昼のひらめき

a flash of intuition

エネルギーを上げる瞑想タイム

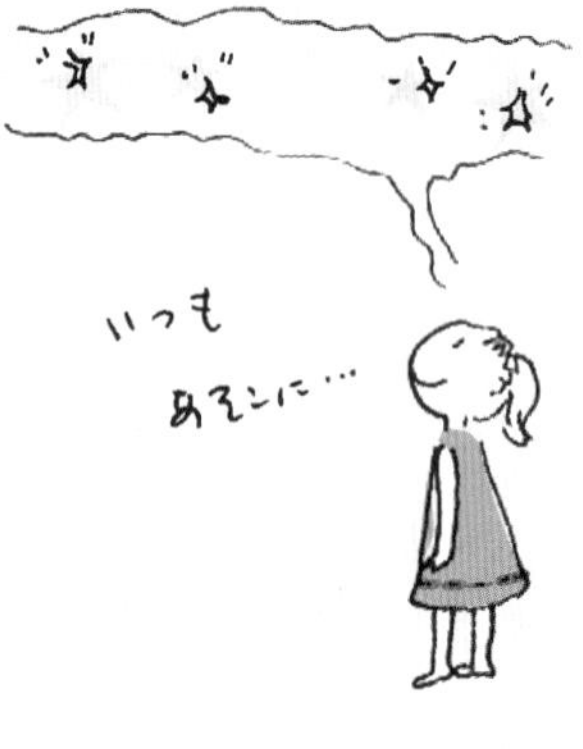

Point

★「今一番気が乗ること」から始めていい

★気が乗らないときは、しなくていい

★面倒なことは後回しでいい

★「思いついたこと」は48時間以内に行動せよ

★毎日、自分をもてなしてあげていい

★自分の部屋（家）には好きなモノだけ置けばいい

Column

★お参りした後は宇宙にまかせて手を引いていい

★気持ちが盛り上がるまで動かなくていい

Column

★自分のクローゼットをブティックにしていい

★シンクロを、自分に都合よく使っていい

★数字を「サイン」と思っていい

a flash of intuition

今日やることの「優先順位」

「今一番気が乗ること」から始めていい

朝のひらめきの時間に、すでに十分にエネルギーを上げた後の昼間の時間、ここで何を優先するか、それは人生の優先順位になるとも言える大事なポイントです。その繰り返しが人生だから……。

私が気に入っている、流れが良くなる毎日の優先順位はこうです。

優先順位　1．今日、絶対にやらなければいけない緊急要件
2．今、一番やりたいこと
3．今日、やったほうがいいこと（やるべきこと）

ポイントは2と3の順番です。

日本人は1番の次に3番を優先させていることが多い……私も以前はそうでした。そのほうがきちんとしている「大人」だと思っていたからです。

ですが、「雑用を全部終わらせてから自分の好きなことに取りかかろう」と思っていたら、いつまで経ってもそのときはやって来ません。

毎日の雑用こそ、人生だからです。

面倒なことを全部終わらせてから、いよいよ自分の人生を生きる、それ、気づいたときにはおばあさんかもしれません。特に子供がいる場合はそうでしょう。

子供が寝たら、もう少し大きくなったら、学校を卒業したら……40歳で子供を産んだ私にとっては「そのとき、私は何歳になっているのかしら……」です。

これに気づいてから、一日の優先順位を変えました。

「流れが良くなる」一日のスケジュール

まずは1番、絶対にやらなければいけないことですが、ここに入るのは「本当に緊急の用件」だけです。公の法律やルールによって守らなくてはいけない期日があるものや相手との約束によって「絶対に今日まで」と決まっているものです。

例えば私の場合、今日が締め切りの原稿は1番ですが、その中で「絶対に飛ばしてはならない連載だけ」が対象です。放っておくと、すぐに他の仕事（来週でも十分間に合うこと）まで始めてしまうので、とにかく「今日を逃すと大変なことになる」という要件のみです。

家事の場合は、例えば「今日買わないと息子のオムツがなくなる（それは大変！）」というような緊急案件だけがここに入ります。

それが終わったら、すぐに2番の「今（今日）、一番やりたいこと」をします。すぐに！　です。ボーッとしていると3番を始めそうになるので、すぐに！

それは、「あの本の続きを読みたい」とか、「ゆっくりコーヒーを飲みたい」とか、「気になっていたあそこを片付けたい」というような自分の気分的なことの場合もあれば、「寝たい」とか「ゆっくりお風呂に入りたい」という生理的欲求のときもあれば、「さっきひらめいたことを書きたい（執筆したい）」というクリエイティブに関係のある作業のときもあります。未来の計画をチョコチョコと進めたりもします。

「何か生産性のあることをしよう」と頑張ることではありません。そこに生産性があってもなくても、それが仕事でもプライベートなことでも何でも良く、基準はとにかく、「そのとき自分が一番やりたいこと」です。

すると、自分の気持ちが上がります。エネルギーが「楽しさ」に同調するので、こんなちょっとしたことで「今」が楽しくなってきます。それを少し続けているだけで、「人生って楽しい、素晴らしい、ありがたい」くらいの気持ちになることもあります。

その上がったエネルギー（波動）で改めて周りを眺めてみると、さっきまで面倒に感じていたことが急に何でもなく感じ……例えばさっきはただの雑用（面倒）だと思っていたキッチンの片付けが、急に「充実した作業」のように感じられ、「今、ここ」を感じながら後片付けをすることができます。「神は細部に宿る」というような、とても丁寧で素敵な暮らしをしているかのように感じられるのです（そういうふうに感じられること、たまにありますよね？）。

これが全てのことに起こるので、結果的に効率よく動けるのです。

それを、「まずはここを片付けてから好きなことをしましょう」と「やるべきこと」を優先させていると、いつまで経ってもエネルギーが上がりません。その片付けが終わる頃には「美味しいコーヒーを飲みたい」「新刊を書きたい」というさっきの気持ちは消えています。

これは、「一日のワクワクしたエネルギーを取り逃がした」というくらいの損失です。

やるべきことを義務感でこなすと、今日という一日が雑用を片付けるだけでエネルギーを消耗することになり、それが毎日続くと、「どうしてこんなにつまらないのだろう?」「私は何をしているのだろう」という状態に落ちていきます。これが慢性化すると、その人の人生は「毎日雑用を片付ける大変なもの」という定義になってしまうのです。

すごいところであり恐ろしいところは、その大したことのない「たったそれだけのこと」が積み重なっただけで、人生が豊かで素晴らしいものに感じるか、今すぐ終わってもいいような投げやりなものになるかに分かれていくところです。

やらなくてはいけないことがたくさんあるときこそ、まず、自分をワクワクさせるのです。

夫にも、よく話しています。

「いい? 私は家族の幸せのために、今自分の好きなことをしているのよ⁉」

って(笑)。

今日から「幸せに」生きていい

私の大好きな詩があります。

アメリカのアルフレッド・D・スーザ牧師によるお説教の中の一部です。

For a long time it seemed to me that life was about to begin - real life.
But there was always some obstacle in the way?
something to be gotten through first, some unfinished business?
time still to be served, a debt to be paid.
Then life would begin.

At last it dawned on me that these obstacles were my life.
This perspective has helped me to see there is no way to happiness. Happiness is the way.

So treasure every moment you have and remember that time waits? for no one?
Happiness is a journey, not a destination.

Dance as though no one is watching you.
Love as though you have never been hurt before.
Sing as though no one can hear you.
Live as though heaven is on earth.

（日本語訳）

私はずっと長いこと、「本当の人生」はまだこれからだと思ってきました
いつも目の前にあるやりかけの仕事、返すべき借金、果たすべき義務、
それらを片付けてから、やっと本当の人生が始まるのだと
ある日、私は気づきました。それらの邪魔者こそが私の人生なのだと

そして私は知りました。幸せへの道などない、この道こそが幸せなのだと
全ての瞬間が宝物であり、待つことなどいらないのです

幸せは旅であり　目的地ではない

踊りなさい　誰も見ていないかのように
愛しなさい　一度も傷ついたことのないように
歌いなさい　誰も聴いていないかのように
生きなさい　この地上が天国であるかのように

a flash of intuition

モチベーションの波を見極める

★気が乗らないときは、しなくていい

エネルギーの高い動きをするには、「モチベーションの高いときだけ」動くことです。

ひとつのことにやる気が続かない、日によってモチベーションに波がある……これは普通のことです、病気ではありません（笑）。

その原因は占星学的な暦《こよみ》のエネルギーの影響かもしれないし、そのときの世の中の何か大きなエネルギーの影響かもしれない……唯一わかることは「自分のせいではない」ということです。「そういうときもある」というだけ。

その日の自分のエネルギーに合った動きをする

考えてみると、同じ物事に対していつも同じテンションというほうが不自然です。人は生身の生き物だし、永遠に同じ状態なんてことはあり得ない……。ですからやる気が出ないときは、やらないこと。気持ちが乗る日だけ「それ」を進めればいい……もっと言うと、「それ」に対して気が乗らないのは、「それ」にとって流れが良くないときだから、なのです。それを察知しているから、そう感じることができているのです。その物事が出している波動を無意識にきちんとキャッチできている……私ってすごい、という話です（笑）。

芸術家の岡本太郎さんは、たくさんの創作を同時進行させていたと聞いたことがあります。

ちょっとこっちを描いてはすぐにあっちに移り、それもすぐにやめて今度は向こう、そのうちフラッと散歩に出たり……。そこだけを聞くと、さぞ気まぐれで気難しい人なのだろうと思うかもしれませんが、自分の感じかたをとても大事にしている動きだと思うのです。

目の前の作品に気が乗らなくなったら、今気が向くあっちを先にする、次に外に行きたくなったから散歩に出る……そうやって動いていれば、いつも自分のエネルギーを高くしておくことができます。それぞれの作品に対して、良いエネルギーのところだけをつまんで描いている、とも言えます。

私も、自分の気持ちが乗っているところだけをつまんで書きたいので、新刊の執筆中はちょこちょこ動いています。

今もそう……この執筆に気持ちが乗らなくなってきたら、私のオリジナルキャラクター「ダイジョーブタ」のグッズの絵を描いて、インテリアの本を眺めて、夕食の準備をして（それも気が向いたところから！）、お気に入りの陶器が並んでいるキャビネットなんかを眺めているうちに、また書きたくなって原稿に戻る……。ですから最近は、オフィスに行くよりも、日常の色々なことを同時進行できる自宅にいるときのほうが仕事もはかどるのです。

もし何に対してもやる気が出なかったら、「今日はそういう日なんだな」と思ってゆっくり進みます。気持ち的に「今日はお休みモード」になるのです。そのゆっくり感がそのときの私に必要なことなので、ゆっくりすればするほどエネルギーが充電されます。

いつもエネルギーの高い動きをするというのは、いつもその日の自分のエネルギーに合った動きをする、ということです。

a flash of intuition

「気が乗らないこと」の扱いかた

面倒なことは後回しでいい

先に書いた「今日やることの優先順位」の2番「今、一番やりたいこと」がすぐにできない状況の人もいます。例えば会社にいたら、突然自分の好きなことを始めるわけにはいきません。

そういう場合は、「抱えているものの中から一番気が乗ること」を優先します。どれにも気が乗らないときは、「一番気が楽なこと」です。

気が乗らないこと、面倒に思うこと、苦しく感じることは、全部後回しでいいのです。

苦しく感じることを手放す

ここにたどり着くまでに、私はいろんなことを生活の中で実験しました。

例えば、抱えている仕事ABCDEを眺めたとき、締め切りを考えればAから始めるべきですが、全く気が乗らない……なので、そのとき一番楽しそうに感じたBから始めてみます。するとその日の夜、たまたま会った知人から聞いた話が非常にAの参考になり、翌日とても良い状態でAを仕上げることができました。「昨日無理してやらなくて本当に良かった、タイミングがいい」……こういう具合のことが起こります。

　プライベートでも同じです。抱えている雑用ＡＢＣＤＥがあるとき、真面目な人は「面倒なＡからやってしまおう」と思います。ですが「自分の感じかたが宇宙からのサイン」ということを信じるならば、一番気楽に感じるＥから始めてみます。

　頭で考えた簡単そうなこと、ではなく、心で感じたどれが一番やる気がするか、で決めるのです。

　するとそれから数日後、Ａを片付けるために行かなくていけない場所に、たまたま友人が行くことになり、私の分を一緒に済ませてくれることになりました（もちろん私が頼んだのではありません、全て結果的なものです）。

　こういうこともありました。面倒なことを後回しにした後日、仕事の打ち合わせ場所が変更になり、その「行かなくてはならない場所」の隣の建物になったことで一度に済んだ、というケースです。後回しにしているうちにそれを巡る状況が変わって、しなくて済むようになったこともありました。

「後回しにする」と言う表現をすると怠けているように感じる人も多いかと思いますが、苦しく感じることを手放すということ、苦しく感じない方法でやる、ということとです。

「何となく気が重い」ときどうするか

例えば、「どこかに何かの電話連絡をする」というような、たったそれだけのことが億劫《おっくう》に感じてしまうときもあります（ないですか？　私はあるのです 笑）。そして、そう感じてしまう自分をダメだと思ったり……。

そんな感覚も、偶然ではありません。何かを億劫に感じて「自分はダメ」というような思い込みは、いい加減やめたほうがいい……理由は何であれ、「そう感じる」というのは、今はそれではない（別のときにしたほうがいい）というサインです。

これについても、何度も何度も実験したものです。大きな事柄で試すのは勇気が必要なので、小さなことから試しました。

例えばお稽古《けいこ》事を休むために電話連絡をしなくてはいけないとき、簡単にできることもありますが、何となく気が重いときもあります。そういうときにギリギリまで放っておくと、「先生が体調を崩されて今週はお休みです」という連絡が来たり、クリーニングに出し忘れた衣類があって集荷依頼の電話をしなくてはいけない（でも面倒！）というとき、出先で我が家の担当さんにバッタリ会えてお願いできたり（外で会うなんて、それまで一度もありませんでした）、買わなくてはいけない日用品があるのに、ネットのショッピングページを開くのが面倒で後回しにしていたら、翌日、以前買い置きしてあったのを見つけたり……。こんな小さな出来事は毎日のように起こります。

どれも非常に小さなことですが、こんな日常の小さなことこそ「流れの良さ」を実感できるというものです。そして大きな流れの良さは、この小さな流れの良さの延長です。

同じ行動にいつも「面倒」とか「憂鬱《ゆううつ》」と感じるのではなく、「今日は全く嫌ではない」と感じるときもありますよね。それは、それをするのにベストな日なのでしょう。ということは、「面倒に感じるとき」というのは、その物事にとって流れの悪い日なのです。

「気が進まない」のも宇宙からのサイン

思いを引き寄せる「引き寄せの法則」の面白いところは、その人が「思い込んだ通りに引き寄せる」ということです。その捉えかたが正しいか正しくないか、全ての人に通用するかなどは問題ではなく、「面倒なことは後にして大丈夫」とその人が思えば、本当に大丈夫なように物事が整っていくということです。

「面倒なんて思うのは怠慢で、すぐに片付けないと大変なことになる」と思っている人は、その通りに物事が展開します。とても面白いです。

ですから、「こういうふうに考えたほうがいい」という話ではありません。どっちに考えた方があなたの気持ちが楽しくなるか、楽しくなるように考えればその通りに引き寄せの法則が働くというだけのことです。苦しくなるように考えると、苦しくなるような展開になります。

どんなふうに考えると楽しくなるか、楽になるか、面白く感じられるか、それを基準に自分が捉えかたを決めればいい（自分で決められる）のです。

そうやって自分の本音の通りに動き、それと同じ物事を引き寄せることが続くと、ますます心地良くなって、自分の気持ちが「楽しさ」や「ワクワク」に傾いている時間が一日の中で増えていきます。すると、ベースの「幸せ」の量が増えるので、結果的に瞑想的な生活に近づいていくのです。

a flash of intuition

48時間ルール

「思いついたこと」は
48時間以内に行動せよ

私たちは毎日たくさんの情報を宇宙からダウンロードしています。せっかくなので、その情報を使ったほうがいい……「ふと思いつく」なんていうのは、その典型です。直感、ひらめき、とも言います。

48時間以降から引き寄せる力が弱まる

何かをふと思いついたときは、48時間以内に行動に移すのが私のルールです。なぜ48時間以内か。それは、思いついた「それ」に対して自分の気持ちが冷め始めるのが48時間以降だからです。つまり、48時間以降から引き寄せる力が弱まっていくということです。

ひらめいたそのときは、「うん、いい気がする！　やろう」と思っていても、翌日になり、翌々日になると、どんなにアツくなったことでもひらめいたときよりは情熱が薄れていきます。１００％が80％、60％になり、引き寄せるパワーがかなり弱まってくる、それがもっと進むと、ほとんど引き寄せるパワーがない……その境い目が、私の経験上48時間（丸２日）以降なのです。

48時間以内に行動に移すと言っても、内容によってはすぐに実行できないときもあります（実際、ほとんどがそうです）。

そういうときは、48時間以内にその一部に手をつけます。

例えば、ふとある場所が思い浮かんだとき、48時間以内に行くことができなくても、その場所について調べる、その場所を話題に出す、その場所に行く予定を立てる、その場所を思い浮かべて思いついたことをする、など、その事柄の端っこに手をつけてみます。仕事や未来の計画について思いついたことでも同じです。メモする、調べる、思いを馳せる……。

今できることをすぐしてみる

思いついたそれが何に関係するのかわからないときは余計に、今できることをすぐにしてみます。

例えば誰かの顔が浮かんだらすぐに連絡してみる、本棚が浮かんだら、仕事の手を休めて本棚を見に行ってみる、今日は何を着ようかと思っているときにふと浮かんだスーツがあったら、「でもそれは来週着ていこうと思っているものだし……」なんて思わずに今日着てみる……するとたいてい「そうか、こういうことね（こっちにして良かった）」ということが起こります。

この間も、そんな調子でとりあえず「ふと浮かんだ洋服」を着たら、ずーっと探していて見つからなかったものが、その服のポケットに入っていました。「もう少し探して見つからなかったら、もう一度買うしかない」と思っていたのです。自分が考えていたこととは別のところに、本来の目的があったりするのです。

宇宙は、あなたに必要な情報をどんどん降ろしてきます。それを頭で考えて否定してしまうと、「自分に情報が来ている」ということを実感できません。

この1週間でもありました。普段ほとんど使っていないメールアカウントのことがふと浮かんだので、半年ぶりに開いてみたら、10年以上前にそのアカウントで連絡を取り合っていた、懐かしい海外の人からメールが来ていて、日本にいる間に会うことができました。

つい数日前は、その日の最後に行く予定のお店のことが朝から頭に浮かぶので、順番を変えてはじめに行ってみたら、ちょうど私が欲しいものが入荷したところでした。多分、その日の最後に行っていたら無くなっていたことでしょう。

別に、それをしてみた先に何も起こらなくてもいいのです。また、それを採り入れなかったからと言って、失敗でもありません。それが自分にとって本当に必要なことであれば、時間と形を変えてまたやって来るからです。ですが、行動すれば流れが加速するのは事実です。

何かに導かれるように

「ふとした思いつき＝直感」というのは、自分が思っている以上にすごいことを知らせてくれています。

先日、こういうことがありました。

朝の支度で忙しくバタバタしているときに、次の新刊について新しいことを思いつきました。そのとき、新刊について考えていたわけではありません。家族の朝食の準備をしながら、全く突然思いついたのです。ですが、その思いついた内容は、以前にも考えたことがあるものでした。あの時一度検討して気が動かなかったはずなのに、今になって、急にそれが良いような気がしてきたのです。ですので、その日は一日中そのことを考えて過ごしました。

すると翌日、仕事の打ち合わせで同席した人が、私がその前日に思いついた「そのこと」に関係あるアプリを紹介してくれました。私がそれについて話したわけではなく、向こうから突然、「これ、すごくいいんですよ」と勧められたのです。

一人になってから早速そのアプリを試してみましたが、そのアプリには私が気になるリスクがあったので、それをそのまま使うのは（私の場合は）やめたほうがいいとわかりました。

そして、そのアプリを調べている途中に出てきた別のアプリのほうがいいかもしれない、と考え始めました。答えが出ないので考えを一時中断させ、ちょうどそのときにアマゾンから届いた本を開きました。

読み進めていくうちに、その本の中に、さっき私が検討していたアプリの話が出てきたのです。

その本はもちろん、アプリについて書かれたものではなく、分野も全く関係ないものでした。たまたまその著者が、そのアプリを使ったときの感想について書いていただけだったのです。それを読んで、総合的にどうしたらいいか、私の中ではっきりと答えが出ました。

昨日思いついたことが、翌日には展開を見せて方向性が決まるとは、本当にスピーディーで助かります。その見せかた（情報のやって来る形）も、こっちからあっちへ、あっちからこっちへ誘導されて最後にそこにたどり着くという「ゲーム」のようで、まるで何かに導かれているように進んでいく感覚にもなります。

瞑想によって深まる直感の世界

このようなことを何度か体験すると、やはり「ふと思いついたこと」というのは、人智を超えたひらめきであり、ひらめいたその人にとって重要な情報になっていることがわかります。

そしてそれを次に展開させていくには、思いついてから48時間以内（できるだけ早く）に手をつけることです。

思いつく情報も、生ものです。生ものはすぐに対処しないと腐ります。はじめに思いついたときが一番エネルギーが強いので、即座に動けばその強さのまま先に展開していきます（引き寄せます）が、翌日になってはじめの50％くらいの気持ち（エネルギー）になれば、その先に引き寄せるものもはじめの50％くらいの確率になるのです。

瞑想をすることによって心が常に平静になっていると、この「ふとしたひらめき」が他のたくさんの情報に紛れにくくなります。以前は心がもっとザワザワしていたので、そのひらめきが来てもわからない、わかっても、他のことに気を取られているうちに逃してしまっていたのでした。

そして、「何とか48時間以内に動こう！」と頑張る感覚ではなく、それがとても重要な情報だと感じるので、自然にそれを最優先に動くようになります。「自然とそういう気持ちになる」、これが瞑想の醍醐《だいご》味だと思います。

a flash of intuition

自分をもてなす

毎日、自分をもてなしてあげていい

どんなときにアイディアが降ってくるか、
どんなときに問題の解決策を思いつくか、
どんなときに直感が冴えるか、
全て「自分のエネルギーが高いとき」です。
ではどうやってエネルギーを高い状態にするか……それは、自分で自分をもてなしてあげることです。自分を大事に、丁寧に扱ってあげるのです。

エネルギーを高める方法

自分の気持ちを楽しくワクワクした状態にさせていると、仕事のアイディアもどんどん湧いてくるし、進みも早くなります。

ですので私の場合、特に新刊を書き始めるときは、いつも以上に自分を良い状態にしてあげてから書き始めます。例えば5カ月後に書き下ろしの提出期限があるとしたら、はじめの2カ月は「自分をもてなす期間」です。自分が喜ぶことを積極的にしてあげます。
好きなことにいつもより長く集中したり、刺激を与えてくれる大好きな人たちに会ったり、読むたびにテンションが上がる本を読んだり、映像を頻繁に見たり……その期間中にたまたま旅行の予定などが入っていると最高です。

私はインテリアにまつわることが大好きなので、海外のインテリアが豊富に出てくる番組を見たり、自宅のミニ改装をしたりもします。「どうしてわざわざそんな忙しいときに？」ではなく、新刊を書くときだからこそ、それが必要なのです。結果的に、そこからエネルギーをもらえるからです。

先月も、大きな講演会の前の日に、自宅のリビングで突然インテリアの大移動を始めました。その数日前に思い立ち、はじめは講演会が終わってからにしようと思ったのですが、考えているうちにいても立ってもいられなくなってしまい、「よし！やっぱり今やろう」とわざわざ前日にすることになりました。それなら思い立った数日前にやっておけば良かった……と思いながら（笑）。

ですが、そのお陰で私自身が十分に満たされるので、改装の作業中に、講演会で話すべき大事なことをいくつも思い出しました。それ（講演会）を良いものにしようと思うなら、良いエネルギーにつながっておく必要があるというわけです。

「部屋の改装」、について言えば、そもそも「動かす」というのはエネルギーが動くことに通じます。掃除と同じで「気」が動くのです。

引っ越しや旅行も同じです。大きなものは大きくエネルギーが動く。これを「気分転換」と表現すると聞き慣れた言葉になりますが、気分転換というのは、自分の気を違うエネルギーの波長に合わせることで、大きなエネルギーの転換が起こる、ということなのです。

実際、エネルギーの大きな人ほど頻繁に引っ越しをしたり、必要以上に定期的に居場所や住居を移動させている人も多いものです。私が定期的にインテリアを動かしたくなるのも、「好き」という気持ち以上に、深層的にはエネルギーを動かしたいからかもしれません。

自分の本音を丁寧に聞いてあげる

自分をもてなすとは、自分を大事にしてあげるということ、大事にしてあげるとは、自分の本音を丁寧に聞いてあげることです。丁寧に聞いて無視しない……これは「自分を愛する」ということにつながります。

自分を愛する ↓ 自分を大事にする ↓ 自分の本音を大切にする

まるで他人にしてあげるように、自分を大事にしてあげること、ぞんざいに扱わないことです。今、何をしたいと思っているか、そのモヤモヤの原因は何か、どうして拒絶反応が出ているのか、どうしたいのか……それらによく耳を傾けて、気になることが何もない状態にしてあげる、毎日自分を「いい気分」にさせてあげるのです。

大がかりなことをするのではなく、例えば「毎日、私の好きなお菓子（ご褒美）を用意しておく」ということも、自分をもてなすひとつです。先に書いた「そのとき一番やりたいことを優先する」も、自分をもてなすために絶対的に必要なことです。

自分が自分を大事にしてあげていると、人からも丁寧に扱われるようになります。

逆も同じ、どんな場でも「ぞんざい」な扱いをされる人は、自分が自分のことをそのように扱っているからです。

例えば、自分の本音を無視して他人に合わせてばかりいる人は、自分を大事にしていないことになります。本音では気が乗っていないのに、何でも引き受けてしまったり、誘われたものに何でも参加したりするのも、自分を大事にしていません。

もちろん、「今は誘われたものには全て参加する!」というように決めている場合は別です。ですが、気持ちが乗っていないのに無理に参加するのは自分の本音を無視している、それを繰り返していれば、他人もあなたのことをぞんざいに扱うようになります。

自分に対しての自分の扱いが、あなたの周りからの扱いを決めています。究極の引き寄せです。

「自分へのご褒美」は毎日用意する

話を戻して……。私の場合、自分のもてなし期間中は、刺激を与えてくれる人や大笑いさせてくれる人など、会うと自分が活性化する人にも積極的に会うし、ピンときた本もどんどん読みます。自然の中に出て緑の気持ち良さを味わったり、神社仏閣にお参りもしたりします。

自分をもてなすことは毎日必要なので日常的にしていますが、特に新刊を書く前の期間は集中的にする、自分用にアレンジされたスペシャルメニューを体験する、という感じです。

ですから私の動きだけを見ていると「新刊の執筆が始まっているはずなのに旅行に行っていませんか？（遊んでいませんか？）」とか「いつもより頻繁に出かけていませんか？」と見えるかもしれません（特に編集者さんから 笑）。ですが、それはもちろん逃げているのではなく、それも含めて大事な執筆期間なのです。

自分を毎日いい気分にさせることに、罪悪感を持つ必要はありません。

むしろ、あなたがご機嫌になってエネルギーが高まるのは、あなたの周りの人にとってプラスです。

あなたのエネルギーに触れて、自動的に周りの人もプラスの影響を受けるからです。

世の中のためにも、自分をもてなすことが必要です。

Column

プライベート美的コラム②

自分の部屋(家)をパワースポットにする

☆自分の部屋(家)には好きなモノだけ置けばいい

どうすれば自分の気持ちが上がるか、何を見るとテンションが上がるか……。

自分をいい気分にしてくれるアイテムを、日頃から用意しておくと便利です。お気に入りの本、映像、切り抜き、画像、見るだけで気持ち良くなるモノたち……。

私の場合、洋書のインテリア雑誌はワクワクの必須アイテムで、映像だったらユーチューブで見ることができる『Open Door』という番組がお気に入りです。それらを見ているとブワーッと気持ちが盛り上がってきて、未来の楽しい妄想が始まり……「よし! 本を書こう」という気持ちになるのです。

不思議です、気持ちが上がると本を書きたくなるなんて。ということは、本は、その高い波動やエネルギーにふさわしいモノだということで、だから私自身をその状態にしておかないと書けないのだろうな、と思います。

「モノ」からエネルギーをもらう

今住んでいる家、暮らしている部屋は、あなたの好きなモノで満たされていますか？

本来、「自分の家（部屋）」というのは、単に生活に必要なモノを置くため（だけ）の場所ではありません。あなたにとって最高のパワースポットになり得る場所なのです。

それは高級な家具を揃《そろ》えるとか、部屋の中をパワーストーンやパワフルなスピリチュアルアイテムでいっぱいにするとか、風水ハウスを建てるということではもちろんなく、基本的に自分の心地良いモノで満たす、ということです。

自分の好きなモノを集めている空間は、世界中のどんな場所より（あなたにとって）波動の良い場所になります。

好きなモノからはエネルギーをもらうことができるからです。それを見るだけでワクワクした幸せな気持ちになるということは、そこに帰ってくるだけで毎日充電されるということです。

無条件にそれが「好き」と感じるなんて、そこに意味がないはずがありません。前世を含めた今の自分にはわからない深い関係がある(かもしれない)……。少なくとも、今の自分と相性が良い、今の自分にエネルギーを与えてくれる存在なのです。

エネルギーの低いモノの見極めかた

インテリアとして部屋に飾っている「モノ」で「前はあんなに好きだったのに、今はそこまで気持ちがない」、というモノもありますよね。それは自分にとっての「旬《しゅん》」を過ぎたからでしょう。それを必要としていた時期を通り過ぎたから、自分が変わったのです。

そういうモノは一度しまい、今気持ちの上がるモノに入れ替える、そうやって部屋のモノを定期的に動かすようにすると、動かす前と後で「流れが変わった」ということがわかるようになります。

例えば家具を動かすときに「何となく落ち着きが良い配置」と「悪い配置」があるように、場所に対しての感覚や感性も冴えてくるのです。

結婚して新居を探していたときのことです。

たくさんの素晴らしい物件の中で、ひときわ私たちのイメージにぴったり(実際、イメージより良過ぎたくらい)の物件と出会いました。

内覧した印象も条件も全てが最高！……だったのですが、どうも何か引っかかるものがありました。条件的なことではない、見た目のことでもない、それなのにその感覚が抜けなかったので調べてみたところ、その部屋にまつわる「あること」が原因だとわかりました。

その部屋で事故や事件があったという類のことではありません。気にしない人にとってみればどちらでもいいことだと思いますが、私たちにとっては気になるポイントだったのです。気にならない人にしてみれば、私たちがいだいた違和感すら感じないでしょう。

そんな自分（たち）だけへの微妙な情報を感じとれるようになるには、日頃から、「自分の好きなモノに囲まれる」ことの気持ち良さを味わっていることだと思います。

本物を見続けていると偽物がわかるように、居心地の良いエネルギーに日頃から浸っていると、そうではないときとの差がわかるようになるのです。

これはもちろん、場所についてだけではありません。人についても、物事についても、日頃から、自分を十分にもてなして満たしている（自分の感覚を大事にしてあげている）と、それとは違うザワザワ感、ゾワゾワする感じがはっきりとわかるようになります。

これはいい、これは違う……という感覚。

その感覚は「私にとっては違う」という私だけへのサインの場合もあるので、その感覚を人にも共有させる（押しつける）ことはできません。もちろん、たまに、そのこと自体が本物ではない（全ての人にとって「違う」）ということを知らせているゾワゾワ感の場合もありますが……。

直感は主観的なものです。その感じかたも内容も主観的です。

他の人にとっては違うかもしれないけれど自分にとってはそう……選ぶ基準が自分になり、自分の感覚を世の中の常識とは無縁のステージで受け入れられるようになると、世間にどんな情報が飛び交っていても惑わされることはなく、心は平安です。

そして、直感もますます冴えていき、「それを選んだらうまくいった」という結果を体験するようになるのです。

その始まりは、「まず、自分の波動を上げる↓自分のエネルギーを良い状態に維持する↓自分をもてなしてあげる↓自分の感覚（好き）を大事にする」ということから始まるのです。

a flash of intuition

神社仏閣で宇宙とつながる

お参りした後は宇宙にまかせて手を引いていい

この10年で、あっという間に「神社にまつわる話」が一般的になって驚いています。私が本を書き始めた頃は、「神社で開運」などという言葉はどこを探してもありませんでした。必要のあるものは自然と表に出てくるのだな、と感じています。

決まった神社に定期的にお参りをする

十数年前、30歳になった頃から、ピンと来る神社に自然と足を運ぶようになりました。旅先で「○○神社に行きませんか？」と誘われることもなぜか多くなりました。その流れが、平成25年の伊勢神宮の式年遷宮（第62回）に招待していただいた頃から加速しました。

結果的に、日本中の様々な神社に足を運ぶことになり、神道を通して「意識の力」や「精神的な進化」について知ることになったのです。

そこから数年経ち、今では私のお気に入りであり頻繁にお参りしているある神社にたどり着きました。（そこは「曹洞宗《そうとう》」なので、正確には「神道《しんとう》の神社」ではありませんが、歴史上の神仏習合の影響もあり、外観の神社らしきイメージも影響して多くの人が「神社」と捉えているかもしれません）。

この神社に巡り合った経緯はここでは割愛しますが、ここにたどり着いたことで、「決まった神社に定期的にお参りをする」という感覚が身につきました。そして、神社を通して神様に思いを伝える、という感覚も実感できるようになりました。

「願い」を伝えるお参りの方法

私の感じる（実践している）、神社（神様）に思いが伝わりやすいお参りのしかたはこれです。

1. 二礼二拍手（その他、その神社仏閣で決められているお参りの作法をする）
2. 自分の住所と名前を言う
3. 今日ここに詣《もう》でることができた感謝を伝える
4. 自分の願いを伝える
5. 一礼（その他、その神社仏閣で決められている作法をする）

大事なところは4番です。

自分の願い、望みをはっきりと明確に伝えることがポイントです。遠回しの表現や遠慮は無用です。神社でのお願いも引き寄せの法則に沿っているので、あなたにそれについて迷いや躊躇《ちゅうちょ》、罪悪感があれば、全てそのまま実現してしまいます。遠回しでわかりにくい表現をすれば、遠回しでわかりにくい過程を踏むことになります。

それらを踏まえて私の場合、気持ちが乗る表現は次のふたつです。

1.「私は○○となる（をする）ので、そのために力を貸してください」
2.「私が○○となる（をする）ために、今の私に必要なことを教えてください」

1番は、もうそうなる予定があることを前提にしている伝えかたです。「時間の問題で○○になる（をする）ことは決まっていることなのですが、そこにどうぞ、あなたの偉大な力を貸してください」というイメージです。

2番は、「そのための方法を教えてください」ということです。最終的にそうなることが保証されていても、そこに向かうための具体的な方法がわかったほうが、人間としての私は「進んでいる感覚」があるからです。

参拝した後の秘訣

神社に詣でる意味のひとつに、「神様に思いをあずけて心配しない」ということがあるので、お参りの後は安心して宇宙（神様）にお任せします。この段階（願った後の日常生活）でいつまでも願ったことを不安に思っていたり、先行きを心配したりしていると、夢や願いの波動とずれるので、それを引き寄せることはできなくなります。願った後こそ、宇宙とつながった瞑想的な生活が必要で、それはつまり、自分の気持ちが楽しくなるように目の前のことを捉えていくということです。

そして願いが実現したら、どんなに小さなことでも御礼参りをします。これによって感謝のエネルギーが増すので、ますます宇宙と同じ波動になりやすくなります。

神社という浄化された「場」に足を運ぶと、知らないうちに禊祓《みそぎはら》いされて、本来の自分が出てきます。誰でも日常生活においては、どうしても雑多で過度な情報が降り積もってしまい、そのために本来の純粋な魂が曇ってしまっています。

そのため、神社に足を運んだだけで「自分の本当の気持ちがわかった、思わぬことが浮かんだ、我慢していたことに気づいた」というような気持ちの変化が起こることがよくあります。

本来の純粋な魂のままの自分は、実はこんなに素直で色々なことを感じている存在なのです。

ですから、参拝した後に湧き出た気持ちやふと感じたことは、できるだけ早く行動に移すようにしています。そこにそれ以上の意味はつけず、結果を追ったりもしないで、とにかく思いついたことは行動に移して、後は宇宙に任せるのです。

「目に見えない聖なる存在」はいろんなところにいる

瞑想すると、神社での浄化と同じことが自動的に起きます。自分を静かにして意図的に「何もしない状態」を作ることで、心のつぶやきや感じかた、本当の思いが浮かび上がって来ます。それらがはっきりするだけで引き寄せるパワーが強まるので、結果的に日常生活での物事のつながりが早くなるのでしょう。

宗教の如何にかかわらず、神様、天使、妖精の類のような「目に見えない聖なる存在」は、「本人がそれらの助けを求めない限り、助けてくれない」と聞きます。これは、彼らに人間のような意思があると言うよりも、「引き寄せの法則」に則《のっと》っているからです。「あなたがそれらの力を信じて助けを望むなら、そうなる」ということ。この世は常に本人の自由意志なので、「そんなものはいない、必要ない」と思っていれば、その人にその類の助けはない……つまりこれも「思い通り（それらの助けはない）」という現実を体験しているのです。

「力を貸してほしい」と思えば思うほど貸してくれる……だからこそ「信じるものは救われる」という表現が生まれているのでしょう。

私としては、様々なありがたいものには目一杯助けていただきたいので（笑）、「それらの力を貸してください」といつも思っています。何よりも「そういう存在はいろんなところにいる」、そう考えたほうがワクワクするのです。

a flash of intuition

夢実現！
行動するより、大事なこと

気持ちが盛り上がるまで
動かなくていい

何かを実現しようとするときに行動するのが早すぎる、と感じることがあります。引き寄せのパワーが一番強まるのは、自分の気持ちが盛り上がるときです。ワクワクしたり、じんわりした幸せを感じたり……感じかたは人それぞれですが、とにかく「それ」を思ったときに温かく豊かで幸せな気持ちになること。

その気持ちを丁寧に盛り上げていくことこそが、引き寄せる力を強めるのに、それがまだできていないうちから行動してしまう人が多い……。「とにかく行動しよう」とか「行動に移さないと始まらない」と言われているからでしょうか。

確かに行動すれば、何かしらの展開は起こります。ですが、気持ちが十分に高まっていない状態で動き始めると、自分の気持ち自体もぶれているので、それに伴うあらゆる階層のものを引き寄せてしまい、余計な時間がかかってしまうのです。

「行動せざるを得ない状態」になるまで動かない

例えば、今の自分の仕事とは全く関係ない「○○をしたい」と思ったとき、○○に対して十分にイメージができていないうちに動き始めたとします。

すると、○○として成功している人とも出会いますが、○○をして失敗した人の話もやって来ます。○○についてのプラスもマイナスも一緒くたなのです。

また自分の求める○○にかなり近いものもあれば、全くタイプの違う○○を引き寄せることもあります。検索エンジンに入れた「○○」という検索ワードに引っかかる全てのものがヒットする、という感覚です。

それよりも優先すべきは、自分のイメージの中で、自分の望む最高の姿や状況のイメージを丁寧に作りあげることです。そこにワクワクしていると、自分の理想にぴったりの（かなり近い）ものがやって来ます。そこで初めて、動けばいいのです。

それが来るまで安心して待っていていい……。気持ちが高まってイメージがはっきりしてくると、ジーッとしているだけで、「私」という磁石に吸い寄せられるようにぴったりのことが集まり始め、「行動せざるを得ない状態」になります。背中を押されるように整い、いつの間にか行動していたという状況になるので心配はいりません。行動するから引き寄せられるのではなくて、自分自身が望みと同じ波動になっているから引き寄せられるのです。

ですから、私たちのやるべきことは「とりあえず動くこと」ではなく、気持ちが最高に盛り上がる理想的なイメージを作り上げること、そして日常生活で、それと同じワクワクした波動で居続けることなのです。

「思わずニヤリ」がキーワード

私の友人で、数多くの飲食店のチェーンを築いたある経営者は、「夢＝鼻血」というキーワードを挙げています。それを思って鼻血が出るくらい興奮したことは絶対にかなう、という意味だそうです（笑）。

これを私の感覚で表現すると、「ニヤリ」になります。

「それが本当に実現したら、思わずニヤリとしてしまうこと」です。気持ちが揺さぶられるときに引き寄せのパワーは強まるので、思わず笑みがこぼれてしまう「ニヤリ」は、効果的なイメージができているかどうかのいい目安なのです。

そして不安になったり心配になったりしたら、すぐに「瞑想」をしています。

心を沈めて呼吸（今）に集中すると、先のことを勝手に想像して不安になる必要は全くないことを思い出すからです。自分にとって必要なステップを経て、全て順調に進んでいることを実感できるのです。

Column

プライベート美的コラム③

私のクローゼット

☆ 自分のクローゼットをブティックにしていい

「住」にまつわることほどではありませんが、「衣」もすごく好きです。私の「衣食住」のエネルギーバランスは本当に偏っていると思う……「食」の比重が極端に低いのです。

ハマってます、インターネットショッピング

「洋服はどこで買っていますか？」という質問をよくいただきますが、子供が生まれてからはかなりインターネットに頼るようになりました。最近は、世界中のブランドが一堂に揃うファッションのプラットフォームのアプリがとても充実し

ています。世の中には、まだまだ知られていない素晴らしいデザインのメゾンがたくさんある！

これらのアプリの最も素晴らしい点は、返品ができること。ネット上で洋服を買うのは「試着ができないから」と敬遠していましたが、サイズが合わなかったりイメージが違ったりすれば返品してもいい、これはかなりネットショッピングのハードルを下げました。

ネットショッピングのもうひとつの利点は、普段の自分ではないものを試せること。お店の店員さんとのやりとりが楽しく感じるときと、そうではないときがありませんか？

行きつけのお店でも同じです。私の好みの洋服がすぐに出てくると嬉しいし感心もしますが、たまには違う洋服に手を伸ばしてみたくなるときもある……それも「え？　いつもと違いますね」とか言われずに（笑）。

自分ひとりであれば、何でも堂々と試着できるし、思い立ったときにいつでも買い物ができます。夜中、家族が寝静まってからが特にいい……仕事の後、シャンパンと、目に即効性があるとされるブルーベリーなんかをお供に、いそいそとパソコンに向かっているのです。

クローゼットを開けたときにテンションが上がる?

すると当然、クローゼットの中身はどんどん増えていきます。おしゃれな友人たちの中には、数年着たらすぐに「よそへまわす」を実行できている人もいますが、それは私にはどうしてもできない……。

例えば、10年以上前に購入した革のジャケットは今のほうが似合うし、流行に関係なく購入した私好みのワンピースは、今年活躍しなくても来年は必ず着たくなるので、丁寧に手入れをして保管しています。

というわけで、洋服の量を減らすことは(ほとんど)できないので、収納にこだわっています。

大事なことは、クローゼットを開けたときにテンションの上がる状態になっているか。

洋服のお店が素敵に見えるのは、すぐに着ることができる旬の洋服が、「数少なく」並べられているからです。どんなに素敵な洋服でも、ハンガーラックに隙間もないほど掛けられていたり、上から下までぎゅうぎゅう詰めに折りたたまれていたりすれば素敵には見えません。

これはまるで「お店ディスプレイ」

現在は「来客用のサロン」として使っている部屋を購入したときのことです。前の持ち主がまだその部屋を使っているときに内覧をさせていただきました。男性の一人暮らしだったのですが……あまりにも美しくてビックリしたのです。

その男性は、確か都内に似たような部屋をいくつかお持ちで、毎日そこを使っているわけではないという優雅な生活をしていらしたのですが、それでもこのクローゼットは……お店？　と思うほど美しく整っていたのでした。

最も感動したのが、お店のディスプレイ棚のようなガラスの棚に、ニットが数枚ずつ薄く折りたたまれていたことでした。このガラス棚の、余っている上の部分、ここには何も入れないの!?　と呆然としましたね……。

そこで私も、その部屋に引っ越してから同じ棚に同じことをしたのです。無駄な空間ができるとしても、重ねる洋服の枚数は「薄いニットなら3、4着、分厚いものなら2枚まで」と決めました。重ねれば、薄手ニット10枚は十分に収納できる棚なのですが……。

するとそれだけで、そのスペースが驚くほど素敵になりました。考えてみると、インテリアも「無駄なスペース」があるからこそ、優雅に見えたりするものです。洋服の飾りかたは、インテリアの一部なのです。

続けてラックにも、そのシーズンで着たいベストな組み合わせだけを掛けるようにしました。だいたい10パターンくらい。頻繁には着ない大きなパーティやイベント用の服は10着にカウントせず、仕事の打ち合わせやちょっとした会食、息子の用事や夫と出かける日など、普段の用途に合わせたそのシーズンのベストコーディネートを10着考えて、それだけを「お店のように」ディスプレイしたのです。美しく、見たときにテンションが上がるように、まるでものすごく素敵なものが並んでいるように。

いつも自分のお気に入りのコーディネートがセットしてあるクローゼットを見るのは気持ちのいいものです。朝もテンションが上がります。

以前は片っ端から収納していたので、クローゼットが広いぶん、余計に何がどこにあるのかわからず、「こんなにたくさんあるのに着ていく服がない」と呆然とすることがよくありました。その中からとりあえず選んでバタバタと出かけ、帰ってくると出かける前に取り出した洋服が散乱しているので片付ける気にもならず、また端っこから押し込む……そんな状態にワクワクも何もありません。

それが、「お店ディスプレイ」を始めた途端にテンションが上がり、朝のテンションがその日一日を想像以上に左右することがわかったのです。

クローゼットに入らないものは……

というわけで、スペース的にはとても無駄な飾りかたをしているので、「今シーズン着るベストコーディネート以外の服」は、巨大な段ボール箱に入れて潔く(?)しまっています。

箱の分けかたは、こう。

①ラックに掛かっているぶんだけでは対処できないときに、次に見る箱
②今年はテンションが上がらない（気分ではない）から多分全く着ない箱
③それ以外のドレスや毛皮など、頻度の高くないものが入っている箱

こう書くと全部で「3箱」みたいですが、例えば、今年は①が6箱、②が5箱、③は年々増えて、これに夫と、最近は息子の洋服まで増え出したので、いよいよスペースがなくなってきています。息子の洋服などは思い出が詰まっているので、本人が社会人になるくらいまで、多分ほとんど取っておくと思うし……。

全ての洋服、靴、バッグがゆったりと完璧な配置で収められた、ハリウッドスターのような大きな部屋ひとつ分のクローゼットを持つことは、私の夢のひとつです。

でも……限られたスペースをあでもない、こうでもない、と洋服を持ってウロウロする時間も結構好きなんですけどね。

「シンクロニシティ」を利用する

シンクロを、自分に都合よく使っていい

「それ、私が昨日話していたことと全く同じ」とか、「同じようなことが、今私にも起きている」というシンクロニシティは、よく起こります。

「シンクロニシティ（共時性）」（以下、シンクロ）は決して偶然ではなく、そこには確かに意味があります。

ですが、そこに意味をつけ過ぎると後に書くようなおかしなことになるので、私の場合、シンクロが起きたときは単純に「ああ、私の意識がそれを引き寄せたんだな」と捉えています。そして、そのときの私自身の気持ちで、そこに進むかどうかを決めています。

例えば先日、あるパーティーで久しぶりに知人と話していたときに、その人が、私がそのパーティーの直前まで考えていた人（連絡しようかと思っていた人）のことを話題に出してきました。

その人は知名度のある人ですが、当時世間で騒がれていたわけでも、話題になっていたわけでもなかったのでとても驚きました。正にシンクロです。

ですが、だからと言って何もしませんでした。もしこのとき、私の気持ちがそれを聞いたことですごく盛り上がって「連絡してみよう」という気持ちが強まっていたら、していたと思いますが、気持ちが盛り上がっていないのに、シンクロだけで何か行動を起こす必要はないからです。

結局は、ここでも自分の本音の感覚の通りでいいということです。

「シンクロが起きているからうまくいく」は勘違い

シンクロに固執してそこに無理に意味をつけ始めると、「自分の本音よりシンクロを優先させて物事を決める」というおかしなことになりがちです。

例えば、「これはシンクロが起きているからうまくいくだろう」とか「気持ちは乗っていないけれど、シンクロが続くからやったほうがいいかな?」というような……。

一番よくあるのが恋愛や結婚にまつわる場合です。「シンクロが起きたからうまくいくだろう」「シンクロが起きているから運命の人だと思う」というような捉えかたはあまり意味がないと私は思います。

そのシンクロが起きているのは、あなたがそれを考えているから、というあなたの意識によるところが大きいからです、そこにシンクロが起ころうが起こるまいが、自分の気持ちが動くことが、それを選ぶ（進む）一番の理由だからです。自分の感覚こそ、宇宙（偉大なる叡智）からのサインです。

例えばプロローグに書いたように、インドの瞑想につながる過程では、「私がもっと成長したいと思ったら、瞑想にまつわることがたくさん集まってきた、だからそれをサインと捉えて瞑想を始めることにした」

というように、シンクロが起きたことによってそこに進むことを決めました。

ですがそれは、シンクロが最後のひと押しになっただけで、そもそも私自身が瞑想の世界に進みたかったのです。シンクロによって自分の気持ちが、さらにはっきりわかった、ということです。いくらたくさんのシンクロが集まって来たとしても、そこにワクワクしなければ進みません。

シンクロニシティをリトマス試験紙のように使えば良いと思います。それが起きたことによって、自分の気持ちがどっちに傾くか……。

シンクロによって「自分の今の状態」がわかる

「シンクロを利用する」というのは、耳に入ってきた言葉やその内容で、自分の未来を占うことではありません。それによって自分の今の状態を知る、それをきっかけに変化を起こす、ということです。

例えば、自分が何か問題を抱えてその展開を待っているときに、たまたま通りかかった人たちの会話から「うまくいくから心配しないで大丈夫だよ」という言葉が耳に入ってきた……それも偶然ではありません。

「うまくいくから大丈夫だよ」という言葉を耳にしたときに、「そうか、大丈夫なんだな」と安心すれば、それに沿った展開をしていくのが引き寄せの法則です。

はじめのうちは、それらはただの偶然で、私が都合よく受け取っているだけかと思っていましたが、その人が思い込んだ通りに展開していくのが「引き寄せの法則」だとわかってからは、積極的に「自分が心地良くなる捉えかた」を採用するようになりました。

では同じ状況で、たまたま通りかかった人が「それはダメだと思う」と話しているのが耳に飛びこんで来たとしたら……?

「そうか、今のままの自分ではそうなってしまうんだな」と捉えて、今の自分を変えればいい……目の前のその問題事から気持ちをそらして、今自分が考えてワクワクすることへ意識をシフトすればいいのです。シンクロは今の状態を教えてくれているだけなので、「望まないことが耳に入ってきた＝未来もそうなる」とガッカリする必要はありません。

どんなときも、耳に入った「それ」をきっかけに、自分の気持ちを明るいほうへシフトすればいい、そのためにそれを聞いていると私は思っています。

相手にシンクロを起こすこともできる

同じ屋根の下にいる家族や、離れていても思い合っている人とは、シンクロも起こりやすくなります。

例えば数日前も、私が仕事で新しく知り合った人と話が盛り上がり、ワクワクしなながら打ち合わせをした日がありました。

その人は美容業界の人だったので途中でエステの話が出たのですが、打ち合わせが終わってスマホを見ると、夫からのラインに「エステに行かない？」と書いてあったのです。

夫からエステのお誘いって……何で？　どうしたの？（初めてのことだけど 笑）と帰ってすぐに聞いてみると、化粧品会社を経営している夫の友人が新しいエステサロンをオープンしたので夫婦で招待してくれた、という話でした。

インド行きの話が出た頃も、それについて私がアツく考え続けていると、夫の仕事でもインドの話が盛り上がって……ということを後から聞くことがありました。

私にしてみると、こっちの話に向こうがシンクロしているのですが、彼にしてみれば彼の話がメインで、そこにたまたま私の話が重なった、という印象でしょう。

私と母との間にも頻繁に、より共通したシンクロがよく起こります。数日前に私に起きたことや深く感じたことと同じようなことを母も体験している、という現象です。

そのようなことを繰り返して、家族はお互いに影響し合っていることがわかってくると、例えば、家族の誰かの気持ちが沈んでいるときには、自分の意識を楽しくすることで当人のエネルギーを引っ張り上げることができるようになります。

家族の誰かに悩みがあるとき、その悩みを解決する具体的な手助けはできなくても、自分が楽しいことに意識を向けるだけで相手にシンクロを起こす（相手を助ける）ことができるのです。

息子が新生児だった頃、私がピリピリしていると、よく突然泣き出したものでした。いつもはニコニコしているのにしがみついて離れなくなったり……そのような経験は母親であれば誰でもあることでしょう。

同じことが大人同士にも起きているということです。それは「目で見てわかったから影響を受けた」のではありません。波動やエネルギーは時間や空間を飛び超えて伝わっているのです。

ここに、「自分が幸せになることが世界の幸せにつながる」と言える理由があると思います。自分が満たされて至福を感じると、エネルギーが高まり、他の人にシンクロするのです。

ですから、もし家族に、自分には直接解決できない問題が起きたとしたら、話を聞いて気持ちを分かち合うことはしても一緒に落ち込むことは避け、あなた自身がワクワクすることへすぐに自分の意識を向けるのがベストです。

それはその問題から逃げることではなく、また「私には関係ない」と傍観や無視をすることでもなく、プラスのエネルギーを増やしてあげる、ベストな行動です。

一番避けたいのは、「ただ心配する」ということ。それは、その心配事が現実となるのを手伝っていることになるからです。

強い不安や心配はネガティブな意味での「祈り」です。その不安や心配が現実になりますように、と無意識に祈っていることになるのです。

相手のことを気にかけるのであれば、最後に気持ちがワクワクして来るような思いかた（祈り）をしたいものです。

a flash of intuition

「数字」を利用する

数字を「サイン」と思っていい

数字を、宇宙からのサインに利用することもできます。

私の場合、1番や1番の羅列を見たときは「それについてゴーサイン（進んで良し）」と受け止めています。車のナンバー、レシートの金額、デジタル時計、読んでいる本のページなど、自分の周りにあるあらゆる数字が対象になります。

それを見たときに具体的に考えていることがあれば、「今考えていることは正解！」と受け止めています。

例えば今回のインド行き（2020年2月）は、新型コロナウィルスの影響によって、直前に同行メンバーが大きく変わりました。

まず、一緒に行くはずだった息子はキャンセルさせ、シッター役として同行予定だった人や、持病のある人などが抜け……最終的に日本からの同行者が二人となったときは一瞬寂しく思いましたが、すぐに「いやいや、きっとこれがベストメンバーなのだろう」と思い直しました。「これほどスムーズに進んで来たインド行きなのだから、メンバーがベストなものでないはずがない」と。するとそう思った直後に、目の前をナンバープレート「1111」番の車が通り過ぎたのです。

数字の「1」が次々と

1番は私にとって流れの良い証拠なので、気持ちが上がっているときには1番を見ることが多くなります。例えば旅行の間は、特に頻繁に1番を体験します。基本的に楽しい気持ちで動いているからでしょう。

昨年、講演会で関西に行ったとき、私は基本のエネルギーがとてもいい状態にありました。講演が終わってさらに充実した素晴らしい気持ちでホテルに向かったところ、部屋がアップグレードされていて、部屋の番号が111号室でした。

翌日、観光地に向けてタクシーに乗ると、タクシー会社の名前が「一番株式会社」、帰りのタクシーも「大阪第一交通」、そしてホテルの料金も下4ケタが1111円だったのです。「今のような清々しい楽しい気持ちで日常を過ごせばいいんだな」とよくわかりました。

こんなこともありました。

仕事について迷っていることがあったとき、お風呂の中で読みかけの本を開いたら、手が滑って本がお湯の中に落ちてしまいました。慌てて拾い、タオルで拭きながらちょうど開いたページを見てみると、そこに書かれていた言葉が目に飛び込んできました。

それは正に、私が迷っていることの答えにぴったりだったのですが、さすがに大きな仕事のことを「こんなことで決めていいかな」と一瞬思ったのです。ところがそのページを見て心が決まりました、111ページだったのです。

自分のラッキーナンバーを決めておく

不思議なことに、意図的に1番を探そうとしても見つかるものではありません。「引き寄せの法則」からすると、その人が決めた通りに物事は展開していきます。ですから自分のラッキーナンバーをはっきり決めると、その数を通して宇宙が情報を教えてくれるようになるのです。

もちろん、この「1番」というのは、私自身が「自分にとってのゴーサインを1番で教えてもらう」と設定しているからであって、人によっては7番だったり8番だったり、特定の数字の並びやゾロ目にしている人もいます。

数字以外でも、自然現象や特定のもの（を見たとき）を「サイン！」と決めている人もいます。

宇宙からのサインは誰にでも来ています。ぜひ面白がって試してみてください。

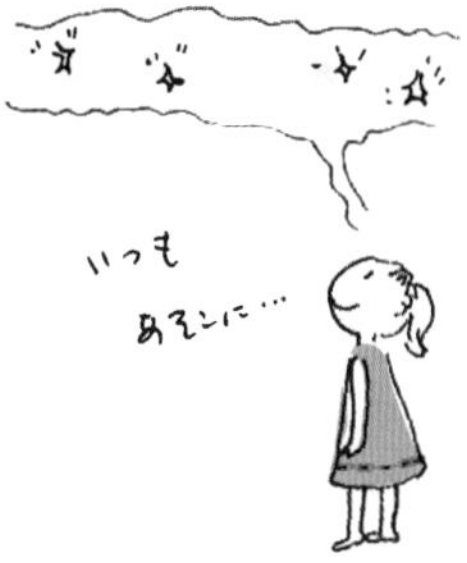
いつも
あそこに…

夕方のひらめき

a flash of intuition

モヤモヤを手放す瞑想タイム

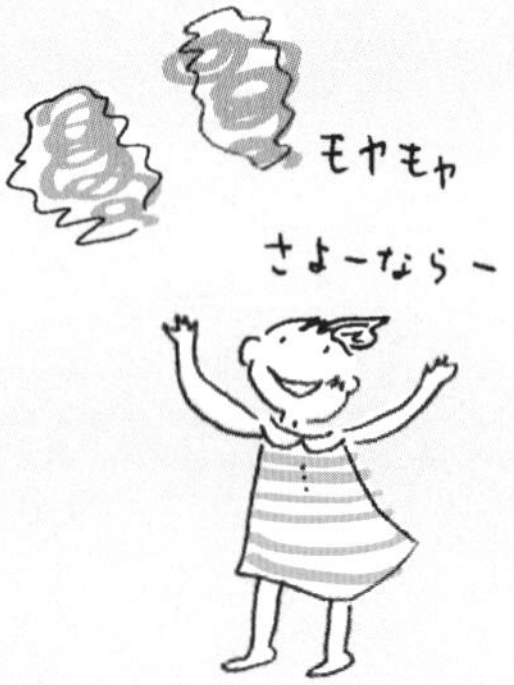

Point

★わからないことは考えなくていい

★人から離れるのに罪悪感を持たなくていい

★好きな人とだけ交流していい

★SNSを追わなくていい

Column

★一日に何度も気分転換していい

a flash of intuition

「不安や憂鬱」の扱いかた

☆わからないことは考えなくていい

憂鬱なことを心に留めておくのは、「瞑想的な生活」から最も遠いところにあります。夢や望みの実現からも最も遠ざかる行為です。

「どうやって気持ちを戻すか」

私の場合、考えても解決方法がわからないこと、自分にはどうしようもないことは「考えないように」しています。実際は「考えないように」と思って考えないようにするのは不可能なので、考え始めて憂鬱になってきたらすぐに、自分の意識を気持ちが楽しくなるほうへ向けるようにしています。

切り替えるポイントは、考えているうちに心がドヨーンとしてきたときです。それは自分の感覚なのでわかるはず……心が引っ張られるような、あの実際に心がズーンと重くなる感覚は、誰でも経験があるのではないでしょうか。その感覚になったらすぐに、気持ちが明るくなることに意識を向けます（その「ズーンと心が重くなったときに引き寄せが始まる」とすぐに思い出すようにします）。

望まないことが起きないようにする方法は結局、これしかありません。これをどこまで徹底できるかなのです。

「考える」＝「意識を向ける」というのは、「そこにエネルギーを注ぐ」ということです。心配事に意識を向ければ、その心配事をますます育ててしまう（加速させる）ことになります。

解決方法があって、すでに実行している場合も同じです。自分にできることをした後は、一切考えるのをやめて、あとは宇宙にお任せです（もうできることはないのに、いつまでもそれを考えていて何になるのでしょう！）。

気になることに意識を向けない

読者の方々からいただく質問は、圧倒的に人間関係についてのものが多いです。

対象が人の場合は、モヤモヤしたエネルギーでその人のことを考えれば考えるだけ、相手にパワーを送ることになります。

具体的な解決策をとることをせず、ただ考えている（＝意識を注ぐ）と、相手もあなたのことが気になり始めます。相手から見れば、「あの人は（何だか）絡みやすい」という印象になり、特に意地悪な意図がなくても攻撃対象にしやすくなります。

学生のときに誰もが経験したことがある、「先生に指してほしくないと思っているときに限って指される」という、あれと同じ仕組みです。先生のことを考えれば、先生にエネルギーを送り、先生の気をこちらに引きつけることになります。

「気にする」とは、字の通り、状況を動かすパワーのある「気」にしてしまう、ということです。ですから、気がかりなこと、人、こうなったら嫌だなと思うことは、とにかくそこに意識を向けない、深く考えないことが解決のコツなのです。

これは、「嫌だと思わないようにする」ということではありません。「嫌だ」という感覚を変えるのは大変なことです。そこに理由があってもなくても、それぞれに大変です。

別のことに意識をそらすだけ、ただそれだけでその状況があなたのものではなくなります。

とにかく「すぐに」切り替える

ちょっとでも考えてしまったら、すぐに流す、流す、そして自分の好きなことをする、好きなことをすぐにできないときは、楽しいことを考えます。来週（来月）の楽しみな予定、未来の計画、最近大笑いしたこと、過去最高の思い出、好きな物や、今ハマっていることなど何でもいいので、考えて今より少しでも気が楽になることをすぐに思い浮かべます。

とにかく「すぐに」がポイントです。モヤモヤを感じたらすぐにシフト、すぐに流す。

考えてみると、これは「瞑想中に余計な思いが浮かんできたら気にせずに、すぐに流す」という作業に似ています。

どんどん後ろに流す。こだわらず、そこに焦点を定めずにどんどん……。これができるようになると、頭と心に時間ができるようになります。今まで考え続けていたことを流すようにしたのですから当然です。そして、考えて楽しい創造的なことに時間を使えるようになるのです。

その心配事は、あなたの想像

プロローグにも書いたように、今あなたが考えている心配事は、今、目の前で起きていることではありません。思い出していたり、起きてもいないことを想像していたり、全て頭の中で起きていることです。

心配や不安という感情は、自分の意識が過去か未来に向けられて、「今、ここ」にないときに発生します。

その問題が、たった今目の前で繰り広げられていれば対処する必要があるし、その問題について深く集中して考えてもいいですが、今、ここにないことに対して憂鬱になる必要はありません。それではもったいないと思うのです。

それが起きた瞬間、対処した瞬間、せいぜいその後数時間は思い出していいかもしれませんが、それを心に留めておく時間が長過ぎる……いったいいつまで、それを心に留めておくのでしょうか？

私も同じことをグルグル思い出していることがあり、そんなときには、よく自分につぶやきます。

「それ、今、目の前で起きていること？」

マイナス感情を手放す練習

「今、ここ」を見ることが、「瞑想的な生活」の基本です。

瞑想中に「息を吸って、吐いて」の作業をしていると、たった今は、平穏で何事もなく生きることができる満たされた空間であることを自然と思い出します。

もちろん、突然いつもそれができるようになるわけではないと思います。ですが、「瞑想ではできても日常になると難しい」と言うのは、宇宙を信頼していないからかもしれません。

今抱えている思い（心配）を手放すことができないのは、「手放してしまったら、事態が悪化する」と思っているからでしょう。宇宙の力より、自分がぎゅうぎゅう考えていたほうが解決する、と思っているのかもしれません。

私の場合は、「もう私の力ではどうしようもない！」とわりとすぐに思うので（笑）、……心置きなくお任せできます。

この2年ほどで、私はようやく本当の意味でこれができるようになってきました。

「自分にお手上げのことは考えなくていい（それがベストな方法）」と前から知っていましたが、それでも内容によってはまだまだ考えていた……心配のあまり、またはもっと良いほうへ動かそうとするあまり、ああでもないこうでもない、と頭でこねくり回していたのです。

それが、解決方法がないことは素早く手放せる、安心して考えないでいられる（宇宙にお任せできる）ようになりました。

それができるようになった、私にとってのお手本、指針があります。

私にとって「本を書くとき」というのは、自分の中に書きたいことが溜まってきたときです（当たり前ですが）。その本で全てを出しきるので、1冊書いた後はいつも完全に空っぽの状態になります。もう当分は書けないんじゃないかな、と思うほど、「ゼロ」です。

でもしばらくすると、また色々なシンクロが起こったり、ピンとくる現象が集まって来たりして自然と書きたいことが溜まってきます。無理に探そうとしなくても、必死に考えなくても、必要な時期に自然と溜まってくる、この感覚には自信があります。出し切ると、後は自然と入ってくる……「呼吸」と同じです。ですから、次のテーマなどについて心配したことは一度もありません。

「それについて考えなくていい」というのは、その感覚と同じだな、と思ったのです。絶対に宇宙がアレンジしてくれるという自信と信頼……その感覚を思い出すと、「そうだ、この気がかりなことも心配しないで手放していいんだった」とわかるのです。

握っていないで手放す、やれることはもうないので、宇宙にまかせる。

手の平を上に向けて握りしめていたものを手放す ↓ 手を上にする ↓ 上手（うわて）、これを「じょうず」と言います……日本語って、本当に意味深いですよね。

a flash of intuition

苦手な人との向き合いかた
——人間関係のこと

人から離れるのに
罪悪感を持たなくていい

私はあまり多くの人と一度に交流するのが得意ではありません。

知らない人と食事をするのであれば、６人が限界。本当に心を深め合う会話はそれ以上の人数がいたら無理、と感じるのです。

きっと人間関係では、じっくり話し合う関わりかたのほうが好きなのでしょうね（ファンクラブ「ホホトモ」の皆様と月に1回、ゆっくりと色々なことを話し合う「ホホトモサロン」という会があるのですが、それも今の10名前後からもっと少なくしてもいいかなと思っているくらいです）。

ですので、パーティはもちろん、友人が招いてくれる集いでも、あまり大人数のものは居心地良くなるのに時間がかかります。

たいてい、お互いの自己紹介から始まるので、自分のことを話すのが好きではないのだと思います。特に仕事のこと……。知らない人に、知ってほしいと思わない、知らない人とどんどん知り合いたいとも（あまり）思わない……本当に必要な人とは必ず出会えるし、その人たちとは私の居心地良いやりかたで深まっていくことを知っているからです。

特に華やかで大人数のパーティに多い、みんなが大音量で自分のことをアピールしているようなエネルギーが極端に苦手……。

もちろんこれは私のもともとの得意不得意もあるでしょう。人との交流が大好きという人もいれば、一人で深める形が好きな人もいるのです。

身近で言えば、例えば私の夫は人との交流が好きな人です。「好き」と言うより、「苦もなくできる」と言ったほうが近いでしょう。

夫の社交スタイルを身近で見るようになってから、私はますます吹っ切れました。「あ、これは私の担当じゃないわ（笑）」と。それが得意な人と同じようにできるはずがない、とよくわかったのです。

自分から距離を置いていい

苦手な事柄、特に「人」に対しては、距離を置くことが最初のステップです。

相手から意図的な攻撃を受けている場合や、自分が相手を苦手に思うはっきりした理由がある場合に「離れていい」のはもちろんですが、「理由はないけどモヤモヤする」という感覚でも「離れていい」のです。

感情や感覚はいつだって、とても重要な宇宙とのパイプ役です。理由はないのにそう感じるというのは、相手とあなたの基本的なことが違うからです。

それは社会的な立場や経済力や学歴、という意味ではありません。私がこれまで本に書いてきた「精神レベル」の違いです。

基本的なエネルギーの種類、そのエネルギーが向かっている先、今の波動の質など、何が違うのかを分析する必要はなく、とにかく「違う」のです。

ただ違うだけなので、どちらが良い悪いもありません。

良い悪いはありませんが、違和感はあります。だから私たちはそれを「モヤモヤする」と感じるのです。

面白いことに、これは他人が見た「あの人たちは考えかたが似ている」というようなことで測ることはできません。

考えかたが似ていてもモヤモヤを感じる人はいます。「いい人」であってもモヤモヤする人はいます。その原因を追究したり、善意をジャッジする必要はなく、単に、「私は今そう感じているんだな」と認めてあげること、これも、（前に書いた）「自分をもてなすこと」につながります。自分をもてなす＝自分の気持ちを大事にしてあげる、ということ。

そして、その感覚に素直になってその人と距離を置いてみます。

するとそれだけで気持ちがスッキリしたり、すがすがしくなったりすることに気づくはずです。「距離を置いてもいい」とわかっただけで解放される場合もあります。

苦しくなるのは、「これからもずっとこの関係を続けていかなければいけないんだ」と思っているからです。距離を置いていいのです。そこと距離を置いても、あなたの世界は狭まりません。むしろ、あなたにとって心地良い人との世界が広がります。

あなたはあなたの感じかたで正解

以前、あるお稽古事の集まりに、私がモヤモヤを感じ始めたことがありました。

その習い事自体は今でも好きですが、お稽古の後に繰り広げられる参加者たちの会話に、私はどうしても馴染めませんでした。そのことを思うと、次のお稽古が憂鬱になるほどでした。

はじめのうちは、「1、2カ月に1度程度のことだから」と我慢していましたが、一度その空気に触れると、自分の意識がしばらくそこに固定されてしまい、日常でもそのことばかり考えている……それに気づいたときに、「抜けよう」と思いました。

そう思った途端、急にスッキリして自分の生活が楽しく感じられるようになりました。また前の至福の状態が戻って来ました。

私はその場で決して不当に扱われていたわけではありません。また、そこでの会話の内容が「誰が聞いても不快な内容」だったわけでもありません。それでも違和感を感じることはあるのです。

離れたお陰で、当面の私がスッキリしただけではなく、他にも私と同じように感じていた人たちがいて、自然と離れていったということを後から知りました。図らずも人間関係の整理のきっかけとなったように、それまで気になっていながら蓋をしていたものが一掃されたのです。

もちろん、自分と似たような人が他にいなくても問題はありません。他人のことはいい……他の人には他の人のレベルでそれが起きている意味があるので、あなたはあなたの宇宙とのつながりで動けばいいのです。

「人を選ぶ」という意味
――人間関係のこと(続き)

好きな人とだけ交流していい

あなたの「感覚」は、常に宇宙からのサインを伝えている連絡手段です。会ってモヤモヤする人とは、自分が選択できる関係に限り、「距離を置く、あえて近づかない、合わせようとしない」。これはエネルギーを高く維持するために必要なことです。「君子、危うきに近寄らず」とも言います。「危うき」とは万人にとってのものではなく、あなたがそう感じるものが「危うき」です。

「モヤモヤを感じる人＝悪い人」、ではありません。また、そう感じるあなたが悪いわけでもありません。離れてあげることは、相手にとっても良い場合もあるのです。

例えば、「相手があなたに極度に依存している、相手は自分と離れたくないと思っている、でもこちらはモヤモヤするので離れたい」というとき、一瞬、相手の好意を無下にしているかのように感じます。

ですが離れてあげることで、相手の依存心や執着心がなくなり、その人は人に依存しなくても自分の生活を楽しめることに気づくかもしれません。また、相手が無意識にしていた「人に好かれようと相手に合わせる」という、自分を大切にしない癖に気付くかもしれません。

もちろん、その結果を探る必要もないし、相手に説明する必要もありません。あなたが想像することと相手の受け止めかたが違っても当然です。その後の展開を気にするのは、あなたの役目ではないということ、気にするべきは、あなたにモヤモヤした気持ちがあるのに、それを放ったままにしていることです。

ですから、モヤモヤを感じることに罪悪感を持つ必要は全くないのです。

新しい人間関係や世界が広がるきっかけ

「自分のモヤモヤに正直になって人と距離を置いていると、いつかひとりぼっちになってしまうのではないか心配です」

という質問をいただくことがたまにあります。

気持ちはよくわかります（笑）。多分、誰もが通過するところだと思うので……。

一時的に友人の数は減ると思いますが、いずれ、今の自分ともっと合う、本当の意味で居心地の良い人たちだけの少数精鋭になっていきます。

ですから、人数は減ったとしても気持ちは心から落ち着くはずです。ここでも自分の感じかたがサイン、どちらのほうがあなたの心が穏やかで楽しいか、です。

これを経験すると、友人の数が多いことが孤独感を減らしてくれるわけではない、ということにも気付きます（実際の人数は、人によって違うので、これも他人と比較しないことです）。

人間関係において真の豊かさを味わうようになると、自然と新しい人たちとの出会いが広がっていきます。ものの断捨離をしたときに、空いたスペースに新しいものを入れることができるように、今の自分にもっと合った新しい関係や世界が広がっていくのです。

新しい出会いを望むのであれば、まず人の断捨離を、と言っても過言ではないと思います。今、モヤモヤを感じる関係を整理する、それは決して相手と対峙《たいじ》するというようなハードなことではなく、心の中で距離を置き、その関係から意識を離すこと、「実際にも距離を置いていい」と理解することです。

モヤモヤする人と会う意味は？

人間同士は、お互いに感情のある生身のエネルギー体なので、自分が思っている以上に影響を与え合っています。

数カ月ほど前のことです。私が以前から興味を持っていた好きな人（女性）をカフェで見かけたことがありました。その前の年、あるパーティで知り合って話をしたことから、彼女の仕事のスタイルに惹かれたのです。

決して友達になりたいわけではないし、一緒に仕事をしたいわけでもない、ただ彼女の仕事に対しての凄まじい情熱が私にとって刺激であり、それがそのときの私に必要だったのでしょう。

カフェを出るタイミングが重なって、ちょっと立ち話をしました。

「去年どこどこでお会いした……お元気ですか？」という挨拶程度の交流ですが、それだけで私自身の「仕事に対してのスイッチ」がオンになりました。

彼女のエネルギーが私に伝染し、勝手にオンになったのです。

人に会うとは、そういうことです。その人の波動やエネルギーが知らないうちに伝染するということ。

特に彼女の場合、とてもエネルギーが強いので、接する人には好き嫌いは別にして強烈に影響を与えるのでしょう。それからしばらく、彼女のことが頭から離れませんでした。結果的に、私の仕事に対しての力強さ、情熱は増しました。仕事への考えかたのステージが変わったのです。

これくらい、人と会うというのは見えないレベルで影響を受けるのです。まして長時間、相手と目を合わせながら話をすれば、無意識のうちに相手のオーラ、エネルギー、パワーに染まります。もちろん、こちらのエネルギーも相手に流れます。

ですからどんな理由であれ、モヤモヤする人と無理して会う必要はない、ということなのです。

その人を考えれば、その人につながる

私が大好きな指揮者の小林研一郎氏（通称、コバケン）は、「ベートーベンの曲を指揮するときはベートーベンになる」とおっしゃっています。

その話を聞いたとき、私はコバケンご夫妻と友人たちと一緒にバリ島に滞在しており、朝の海に向かって朝食をとっているところでした。

輝いている海を見ながら、「世界のコバケン」から、

「ベートーベンを指揮するときはベートーベンにつながる、するとベートーベンが降りてくる」

と聞いたときの私の感動と言ったら……。

正確には、会話の途中に私が質問をしたのです。

「指揮をするときは、その曲の作者につながるイメージを持つのですか？」

コバケンさんはフッと間を置いてまっすぐに私を見てから、

「それしかないでしょう」

と言われました。

その人を考えればその人につながる、その人が降りてくる、そんなのは当たり前の自然なこと、と捉えていらっしゃるあたりに、第一線で活躍している人のエネルギーを感じました。

a flash of intuition

SNSでのモヤモヤ対処法

★SNSを追わなくていい

今のところ、私が使っているSNSは、フェイスブック、アメーバブログ、インスタグラム、ツイッターなどですが、基本的に「発信するもの」と捉えているので、他の人のSNSはほとんど見ていません。

コメントの返信についても、「引き寄せを体験する学校」というオンラインサロン内では（目的を持って入学してくださっている人たちなので）返信しますが、その他の媒体で返信することはしていません。

全ての人に返信することは不可能という、数の問題もありますが、SNSに対して「ここまでは心地良くできるけれど、ここから先はモヤモヤする」という私にとっての線引きがそこだからです。

ネット上の口コミや評判を見ない理由

何かを選ぶときに、インターネット上の口コミも自分から見たことはありません。

例えば旅行をするときに、何を基準にホテルを選ぶか……。

もちろん、泊まりたい宿泊先がある場合はそこが最優先です。特にない場合は、例えば友人が勧めてくれたものの中で、その施設自体が公開しているＨＰを見て、「何だか良さそう」と心が動いたところに決めています。（家族を含めた）自分の感覚が全てで、ネット上に書かれている口コミや評判は見ないし、目に入ったとしてもそれを気にすることはまずありません。

それらが真実を伝えていることはないと思うからです。伝えている部分があっても、全体のごく一部に過ぎないし、書き込みをしている人には真実（事実）だったとしても、私にもそれがあてはまるかどうかはわからないからです。

例えば、ひとつのことに１００件近くの口コミがあり、そのほとんどがきちんとした理由を挙げて「良くない」という評価をつけているのが目に飛び込んできたら、さすがに参考にはします。

ですが、10件程度書かれている個人的な感想は、あくまでその人たちの体験によるものに過ぎません。

その体験はその人たちにとっては事実だと思いますが、全く違う私がそれを体験したら、別の展開になる可能性があるからです。

以前、あまり評判の良くないホテルに宿泊したとき（その評判を後から知りましたが）、実際の私たちの印象は「ものすごく良かった」というものでした。素晴らしいサービスをしていただき、良いタイミングが様々に重なった、心に残る場所になったのです。

もちろん、その逆もありました。ここがなぜそんなに評判が良くてオススメなのかわからない……それは、利用する人の波動やエネルギーに応じて変わるので、同じことが他の人にも起こるとは限らないのです。

もし、「ここに泊まりたい（こうしたい）」と自分が思っているのに、他人の評判を見てやめたとしたら、とても心残りです。

それこそが後悔……自分の本音の通りに行動しなかったときに起こるものが「後悔」なのです。

発信者のエネルギーは伝わる

ＳＮＳのすごいところは、発信者の意図が意外ときちんと伝わるところです。例えば、その施設や本人が発信している公式のＨＰは、それぞれ自分たちの良い部分にフォーカスして掲載しているに決まっています。

ですがその中でも、「あ、ここは違うな」とか「ここは何となく好きだな」というものは伝わってくる、そしてそれは直感と同じように万人にとって共通する情報ではなく、私にとって必要なサインなのです。その感覚の通りにして違っていたことはまずありません。

何かを決めるときこそ、自分の感覚を信頼しないでどうするのだろう、と思います。

ＳＮＳで叩《たた》かれることを心配してＳＮＳの発信のしかた（書きかた）に敏感になり過ぎる人もいますが、これもその人自身の居心地の良さの感覚を基準にすることがコツだと私は思っています。

というのも、ＳＮＳでは、「あなたが情報を発信するときのエネルギーが、そのまま拡散する」からです。

自分がほんの少しでも良からぬ思惑を持って情報を発信すれば、その思惑がきちんと伝わります。恐れながら利用すれば、その恐れが拡散して、恐れるに値するようなことを引き寄せます。

読者の側から見たとき、ＡさんのＳＮＳの記事は自然に読むことができたのに、同じような内容を書いているＢさんの記事には「不自然さ」を感じる、ということがあります。

それは実際、Ｂさんがその記事を不自然に作った（発信した）のでしょう。妙な思惑があったのか、事実ではないのか、理由はわかりませんが、どこかに不自然なところがあるはずなのです。ＳＮＳはこのようなエネルギーをそのまま拡散します。

例えば、その人が自分の何かをアピールする気持ちで書けば、どんなに隠そうとしても、そのアピール感が拡散します。同じような内容と写真でも、単に自分が嬉しかった気持ちだけで書けば、それ以上の他意は拡散しないのです（それでも悪意を持って捉える人がいたとしたら、それは捉えた人側の問題です）。

ですから、例えば誰かの誹謗中傷を目的にＳＮＳに書き込みをする人たちの場合、その人たちが出している波動は、必ずその人たち自身に返って来ます。

これは「悪いことをしているからバチが当たる」という話ではなく、「発したものと同等のものを受け取る」という「引き寄せの法則」が働いているからです。

そのような人たちは、過去に自分自身がネットで被害を受けたことがあるのかもしれません。

同じ方法で返せば、それが拡大して自分に返ってくるだけなのですが、それに気づかない限り、ＳＮＳの負のスパイラルにハマってしまいます。

瞑想的な生活の基本は、自分が心地良いことに意識を向けることです。ですから、ＳＮＳの使用についても、自分が望んでいないことには意識を向けないこと、これが鉄則です。

ＳＮＳの被害に遭ってしまったらどうしよう、という望まない部分を見つめるのではなく、ＳＮＳの楽しい部分、自分が使ってワクワクする部分だけを純粋に見つめていればいいと思います。

もし、その媒体に対して気持ちがなくなれば突然やめてもいい……自分の意思で柔軟にやめられなくなっていたら、それはＳＮＳに隷従《れいじゅう》し始めたサインだと、私は思っています。

Column

プライベート美的コラム④

お風呂とインスピレーション

☆一日に何度も気分転換していい

お風呂が好きです。特に夜ではない昼間や夕方のお風呂、それだけで贅沢《ぜいたく》で充実した暮らしをしている気持ちになれるので、特に独身のときは暇さえあればお風呂に入っていました。

バスタブの中で小説でも雑誌でも好きなものを読んでいると、あっという間にエネルギーが充電されて、決まって「さ、仕事しよう」という気持ちになり、意外とすぐにあがりたくなります（私は気持ちが満たされるとすぐに「仕事しよう」という気分になるのです）。

ですから、執筆中にスルスルと書けなくなったときはすぐにお風呂に入っていました。

流れを切り替える方法

後になってから、「入浴は、流れを切り替えるのにとても効果的な方法」だということを知りました。水に流して浄化する、流れを変える……考えてみると納得です。

自分が自然にしていたことが、実は何かにとってとても良いことだと後から知ると、「感覚、感性ってすごいなあ」と思うのです。自分の感じかたをもっともっと信頼していいのだな、と思う瞬間です。

直感、インスピレーション、ひらめきという類のものは、結局こういうことだと思うのです。モヤモヤしてくるとお風呂に入りたくなる↓お風呂って、何だかいいみたい……この「何となくいい」という感覚です。それが後から「お風呂は流れを変えるのに効果的」とわかる……。

ですから、心がワクワクと明るく軽くなるのは「そっちで正解」ということです。正解だから、明るく感じているのです。

「スピリチュアル」って何だろう

これをもっとスピリチュアルな表現をすると、次のようになります。

心がワクワクと明るくなるのは、
↓「本当のあなた」が望んでいることと一致している
↓「ハイヤーセルフ」が求めていることと一致している

心がワクワクと明るくなるのは、
↓それを選択すると、その感覚の通りのことが起きていくという予知である
↓そっちに選んで正解、という宇宙からのサインである

心がワクワクと明るくなるのは、
↓宇宙からの情報を届けている

↓あなたの感情が宇宙とつながっている証拠である

心がワクワクと明るくなるのは、

↓直感、インスピレーションの一種である

「スピリチュアル」って何だろう、と思います。こうして表現を変えれば、いくらでもスピリチュアルになり得ます。

話のスタートは、「お風呂が好き↓何となくお風呂っていいみたい↓お風呂に入るとリセットされてまた執筆の気持ちが湧いてくる」という事実です。これを「お風呂に入ると、ひらめきが来ます」と言えば、急にスピリチュアル的になります（笑）。誰でも、生きているだけでスピリチュアルだと思うのです。

実際、私はお風呂に入るといろんなことが思い浮かびます。でもそれは、お風呂の中で自分の好きなものを読んだり眺めたりすることで、停滞していた流れが切り替わるからでしょう。

自分がワクワクの波動につながるので、それと同じ波動であるいい情報が、無限の知恵の宝庫である宇宙からダウンロードされるのです。

お風呂の中では思いついたことをメモする方法がないので、あれもこれもと考えているうちにすぐに書きたくなってしまい……なので、意外と長風呂ではありません（その代わり、一日数回入るときもあります）。

私は自分が「スピリチュアルな人」なんて表現をされないように気をつけてきたつもり？　だったのに、「怪しくないスピリチュアルの先駆け」とか言われたり、自分の本が「スピリチュアルコーナー」に並んでいたりするとビックリしてしまいます。

でもこの10年くらいで、ずいぶんわかってきました、あぁ、こういうことこそ正にスピリチュアルなんだと（笑）。

子供が生まれてから昼間のお風呂はめっきり減りました。出産してからの1年、そして子供が動き回るようになってからの数年は、昼間のひとりお風呂なんて夢のまた夢です。

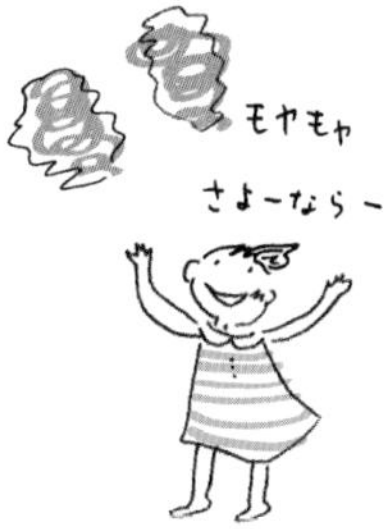
モヤモヤ
さよーならー

a flash of intuition

夜のひらめき

至福を感じる瞑想タイム

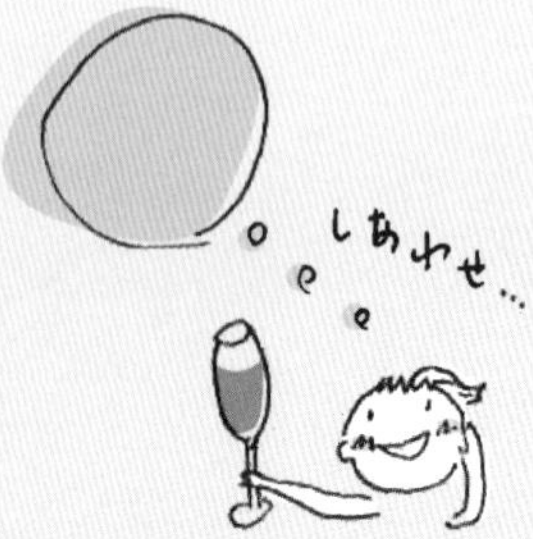

Point

★毎晩「おめでとう!」の乾杯をする

★ニヤニヤしながら眠りにつく

★時間的縛りから自由になる

★モノもデータも風通し良くしておく

Column

★とにかく、静かになる

夕食には「予祝《よしゅく》」をする

毎晩「おめでとう！」の乾杯をする

「予祝《よしゅく》」とは、「予《あらかじ》め祝う」と書くように、それがまだ実現していないうちから祝うことです。

その望みが本当にかなったとしたら、どんなふうに乾杯をするか、どんな気持ちで、どんなお祝い酒を開けて、何と言って祝うか……それを毎晩シミュレーションするのです。家族がいる場合は、もちろん一緒に乾杯をします（それを理由にシャンパンを開けるのが楽しみのひとつでもあります）。

乾杯の声かけは「○○になっておめでとう！」です。

「未来」への見かたが変わる

言霊《ことだま》というのはすごいもので、「○○になっておめでとう！」と毎晩口に出して言い合うと、それだけでおめでとうの気持ちが高まります。未来に対しての見かたが変わります。

今日の、この「目の前の今」の延長にその願いの実現がある、日が経つごとにそこに近づいている、と感じられるのです。

それを感じるようになると、今日のこの一日も、「そこに向かっている貴重で大事な一日」に思えてきます。「いつもと同じ一日」に見えても、目に見えない次元で様々なことが整い、着実に動いている……と思え、「いつもと同じ今日」に感謝の気持ちが湧いてきます。

すると、ベースの至福感が上がり、「今、ここ」に集中できるようになり、結果的に「瞑想的な生活」になるばかりか、夢や望みに対して効果的なイメージングをしていることになります。

実際、予祝を始めてから、「それが実現する」という確率が格段に上がりました。乾杯をするだけで、実現力が高まるなんて……それだけで嬉しくなります。つくづく、「自分をご機嫌にさせる」ことが、嬉しい事柄を引き寄せるのだな、と再確認しています。

a flash of intuition

寝る前は、
今日良かったことを3つ数える

ニヤニヤしながら眠りにつく

寝る前は、今日あった良かったことを、3つ数えて眠ります。
小さなことから大きなことまで、考え始めると3つなどすぐに埋まるはずです。
大きな出来事である必要はありません。

・今日の○○はとても美味しかった
・息子の～～がすごく可愛かった
・家族が無事で良かった
・通勤途中にいい場面を見た
・いい天気だった
・桜が咲いた　など……

大きな特別なことが浮かぶ日もあれば、毎日していることでも、「その日は妙に心に残った」と感じることが浮かぶ日もあります。どんなに些細なことでも、一日の中で良かったことを3つ思い出して、いい気分になってから眠る癖をつけるのです。

夢の中にメッセージが！

以前、本のタイトルを考えているときに、それが夢の中に出てくることがよくありました。

奥の空間からバーッと本が近づいてきて、そこにこれから考えるべき新しいタイトルが書いてあります。本は私の横をハイスピードで通り過ぎるので、夢の中の私はそれを急いで見て覚えるのです。

実際にそれをタイトルにしたこともあったし、私のオリジナルキャラクターの「ダイジョーブタ」というブタが、本の続きを夢で話してくれることもありました。

こうして書くと特別な能力のように思われるかもしれませんが、単に「夢で見たことがとても良かったから使わせてもらう」という感覚でした。

そして、そういう夢を見ることができるときはいつも、「私が気分良くいい気持ちで寝たとき」なのでした。

実際、「今日の良かったこと」に思いを巡らせるのは、とてもいい気持ちです。

それがどんな内容でも、自然とニコニコ、ニヤニヤしながら眠りにつくことができるのです。そしてそのニコニコ、ニヤニヤの波動が自分の未来を作っていくのです。

a flash of intuition

深夜でも明け方でも楽しむ

時間的縛りから自由になる

出産するまでは、小さな子供を抱えて創作活動をするというのがここまで大変だとは思ってもみませんでした。

執筆という作業は自宅でもできるので、息子をちょっと見ていてくれる人がいれば、同じ屋根の下でできるものだと思っていたのです。

それはとんでもない間違いでした。創作活動は、「3時間空いたから3時間できる」というものではありません。書ける気持ちになるまで、自分の気持ちを盛り上げる時間が必要なのです。独身のときは、これを自然にやっていたことになります。

出産後は限られたわずかな時間の中で気持ちを盛り上げて、「よし、乗ってきた」という頃には、そろそろ仕事場から家に戻らないといけない時間で……「今日は終了（何も書いていないけど）」ということがほとんどです。

恐らく、息子が幼稚園や小学校に通う年齢になったとしても（一日の一定時間をどこかに出かけるようになったとしても）、戻ってくれれば同じことの繰り返し……これでは、今までと同じ時間の感覚で仕事をするのは不可能です。

これに気づいてから、「ここからここまでが仕事の時間」と決めるのをやめました。

時間の縛りから解放される

考えてみると、時間を決めているから、「今日もこの時間内にできなかった（ガックリ）」となってしまうのです。その「仕事の時間」は私が決めたもので、その予定を崩されたから（思い通りにいかなかったから）イライラするだけ、はじめからその時間を決めていなければ問題ないはずと気づいたのです。その途端、急に楽になりました。

「夜は寝なくちゃ」と思うのもやめました。「夜になったんだから、明日も早いんだから、寝なくちゃ」という思いに縛られている気がしたのです。

あるとき、夜中の3時頃に夢中で書いていて、そこにたまたま起きてきた夫に、「また、夜中に起きちゃったぁ（早く寝ないといけないよね）」とぼやいたら、「日本の反対側は昼間だよ!?」と言われました。

……確かに日本の反対は今、昼間。気持ちがノッていれば、夜中だろうとずーっと書いていてもいいのです。

体はうまくできているので、本当に休息が必要であれば、必ず眠くなるものです。疲れを感じているのに無理をするのとは違い、心地良い状態で夜中に覚醒するのが悪いはずがない、と思ったのです。

例えば旅行中は、真夜中でも海を見に行きたくなれば行くし、明日の予定がいっぱいでも、コーヒー片手に遅くまで話をしたりしています。そしてそれが自由な気持ちや解放感につながったりします。自分のやりたいことを時間の枠に縛られずにできているからでしょう。日常生活でも、時間の縛りから解放されるだけで自由な気持ちを味わうことができるのです。

瞑想によって得られた覚醒の時間

時間に縛られなくなってから、逆に夜中に覚醒することが増えました。

以前は、息子を寝かしつけているうちに早い時間から私もウトウトして本格的に寝てしまい、そんなときは、「こんなに早くに寝ちゃうなんて（時間がもったいない）」

と思いながらも、どうしても起きることができなかったのです。

ところが「眠たかったら寝ればいいわ」と思うようになってからのほうが、真夜中にムクッと目が覚めるようになりました。

「どっちでもいい」と捉われなくなったほうが望む通りに行く……ここでも引き寄せの法則を感じます。

そして実際、時間を気にせず気持ちのままに動き始めてからのほうが、仕事もはかどり、体調も良くなりました。食事の摂《と》りかたと同じように、その人に合ったペースで体が心地良いリズムにならうことが、一番流れが良くなるのです。

瞑想を始めてから、そこに拍車がかかりました。

瞑想をすると、目覚まし時計をかけなくても、私がイメージした理想的な時間（だいたい朝の4時頃）に爽快に目が覚めるのです。

あれは本当に不思議ですが、瞑想によって眠りの質が変わり、深い休息を得ることができるようになったため、それが満たされれば自然と目が覚めるようになったのかもしれません。

明け方に目が覚めると、美味《おい》しいお茶を淹《い》れて好きなように過ごします。まずお風呂に入ってリラックスするときもあります。するとワクワクした波動に同調するので、集中力が増して、仕事も進みます。そして色々なことが浮かびます。

この時間こそ、今、私が一日の中で最も瞑想的に過ごしているときかもしれません。自分が「今したいこと」を優先し、そこで浮かぶことにすぐに手をつけるということが実践できているからです。他からの情報が入ってくることもなく、何かに邪魔されることもないので分断もされません。

以前、こんなことを聞きました。
「全ての音には意味があり、名前を構成している音の順番を並べ替えると、その人の名前が持っている音の意味がわかるときがある」

これを教えてくれた友人によれば、私の名前「あさみほほこ」を並べ替えると、こうなります。

「あさみほほこ　↓　あさ、ほぼ、みこ（朝はほぼ巫女《みこ》）」

聞いたときは笑ってしまいましたが、最近、「なるほど、一理ある」なんて思うのです。

Column

プライベート美的コラム⑤

私の「断捨離」事情

☆モノもデータも風通し良くしておく

先に書いた「夜中や明け方の覚醒」の時間帯によくするのが、「モノの断捨離」です。

エネルギーの高い「瞑想的な生活」を始めると、定期的に「断捨離の波」がやって来ます。

「家全体を徹底的にやろう!」と鼻息荒く決心するときもあれば、風通しの悪い、気が淀んでいる場所に対して、「何だかあそこが気になる」という感覚でやって来る場合もあります。

断捨離は、自分が大事にしている「好きなモノ」の量を減らすことではありません。どちらでもいいモノ、気持ちがないモノ、とりあえずとっておいてあるような「エネルギーの低いモノ」を整理する行為です。

私の場合、（こんまりさん流に言えば）「今見てときめかないモノ」は、まず一度しまって様子を見ます。

それが段ボール箱いっぱいになったら、もう一度取り出してみます。そして、改めて見てもワクワクしないか、それがなくても困らなかったかを考えて、ワクワクもしないし、なくても困らなかったら処分します。

ただ私の場合は、インテリアにまつわることが大好きなので、雑貨や飾り物に関して「ちょっといいなと思ったから、とりあえず買う」というようなことはありません。

どれも、私がものすごく好きで私好みのものを心から欲しくて購入しているので、年月が経ったからと言ってそれに対して気持ちがなくなる、ということがほぼないのです。

ですから私の場合の断捨離は、主に、文房具や書類関係、キッチン関係の道具類や「扱いがわからなくてとりあえず取っておいた、わけのわからないモノ」などが対象です。

処分すると入ってくる

断捨離のすごいところは、一度このエネルギーになると、捨てれば捨てるだけ淀んだエネルギーが出ていく感覚になり、どんどん捨てたくなることです。

本人がその感覚になれば、実際にその効果が起こる、つまり捨てれば捨てるだけエネルギーの流れが良くなるのです。

特に効果的なのは、これまでほとんど開けていなかった物置や、風を通していない場所の断捨離です。

つい先日のことですが、さすがに10年以上着ていない、見てもワクワクしない衣類をついに大幅に整理したところ、友人のエレガントなお姉さまから、「もう着ないから、よかったらもらっていただけない?」と素敵なドレス類が送られてきました。

まるで、このためのスペースを用意したかのようでした。

「思い出」も本音に素直に処分していい

「思い出の品物」も、実はそこまで溜め込む必要はないな、と最近感じています。

数年ほど前、私が長い間大事にしていた（と思っていた）小学校時代のあるモノが入った段ボールがなくなってしまいました。

実家にあると思っていたのにない、新居にもオフィスにもトランクルームにもない……それまで何十年も一度も開けていなかったのに、ないとわかった途端、急に惜しくなったのです。

確かに思い出は大切ですが、それにまつわる記憶や感覚は、モノではなく心の中にあります。その証拠に、これまで一度もその段ボールを開けていなかったのですから（笑）。

それ以来、「思い出」と思っている類のモノも、よほどの「モノ」ではない限り、写真に撮ってから整理するようにしました。

残しているのは、小学校の6年間に毎日書いた日記……これだけはこれからも処分しないし、たまに開いてみようと思っています。

そして、写真。昔の「あの大きくて固いアルバム」に残されている大量の写真類、これについても、枚数を減らして処分することにしました。

このきっかけは、両親の友人の話を聞いてから。私から見て、いつも本当に流れ良く気持ちの良い豊かな生活をしているファミリーの奥さまに、影響を受けたためです。

彼女は断捨離が好きなのですが、「子供達の昔の写真も整理した」という話を聞いて、さすがにそれはやり過ぎではないかと思ったところ、

「だって、子供たちが成長途中の中途半端な時期に行った家族旅行の写真なんて、絶対に見返さないもの（笑）」

ということでした。

……確かに、そうなのです（笑）。私も思い当たることがあります。

自分で見ても中途半端だと思う（あまり見たくない）中学生や高校生の頃の家族旅行の写真とか、同じような風景写真ばかり何枚も入れてあるアルバムなんて、多分もう見ない……。

この整理を始めたことで、逆に当時の思い出話に家族で花が咲き、楽しい時間になりました。

当時を象徴する「とっておきの写真」を、一人1枚ずつ選んで額装することになったり……。

私の断捨離の目安は2年です。

2年以上開けていない、動かしていない場所には、良からぬエネルギーが溜まるからです。

不思議なことに、「瞑想的な生活」を始めると、「今の自分」に合わないものに違和感を感じたり、自然と遠ざける気持ちになっていきます。モノもデータもいつも風通し良くしたい……。

断捨離の時間、特に夜中や明け方は、私にとって好きな音楽や映像をかけて、誰にも邪魔されずにゆっくり作業ができる、幸せな時間です。

a flash of intuition

自分を感じる「沈黙の行」

とにかく、静かになる

インドから戻って2週間ほど経った頃です。息子の風邪をもらって、鼻づまりで寝苦しい日をふた晩ほど過ごした翌朝、声が全く出なくなってしまいました。かすれ声ではなく、全く出ないのです。

数年前にも似たような経験をしたことがあるのですが、これは本当に苦しいものです。とにかく、相手に自分の言いたいことが言えない、伝わらない。特に小さな子供との会話はストレスが溜まります。無音のささやき声で「コラー!!!」と叫び、「……何て言ったの?」と息子に返されたときは、思わず笑ってしまいました。

そんな状態ではじめのうちはイライラしていましたが、すぐにあきらめることにしました。

考えてみると、それほど困ったことは起こらないのです。

電話をしなければいけない用事は現代ではほとんどなく、対面の買い物などはお店の人が一生懸命に理解しようとしてくださいます。夫に対しては余計なことを言わずに済むし(笑)、黙って微笑んでいるうちに、周りがやってくれることも多く……もっと周りを信頼してまかせてもいいんだな、とも感じました。

(実は一番声が出なかった日に講演会があったのですが、「新型コロナウィルス」のために延期となっていたので、これについては本当にホッとしました）。

そして話せない分、人の話をよく聞くようになります。同時に、周りを観察する時間も増えて、人の動き、自然現象、シンクロニシティ、五感で感じる色々なことに敏感になるのです。

内なる声に気付く

何よりも、自分の感じかたによく気づくようになります。

「あぁ、今、こう思ったな」とか、「いつもだったら、ここで何か言ってるな（そしてこの気持ちをスルーしちゃうな）」とか……。

何かについて、次の日になってもまだ同じことを考えていたら、「あれ、それについてまだこんなに思っているんだ（よっぽど強い気持ちなんだな）」とか、「これはただの不毛な想像だから考えるのをやめよう」など、一歩引いて自分を外から眺めている感覚になります。

自分からの発信はなく、つぶやきも感想も自分の心の中で反響するだけなので、自分が自分と一緒にいる……だから心のささやきがいつもよりよくわかるのです。

ここで思い出しました。インドのヨガの道（神と一体になるヨギになるための道）には「沈黙の行」があるそうです。

私がインドから戻る日、インド人の友人がちょうどその行に入るところでした。彼女を含め、沈黙の行を何回も経験したことがある人たちに言わせると「それはそれは素晴らしい体験」だと言います。

人との会話はもちろん、メールの送受信やスマートフォンの操作、テレビ、本、インターネットの利用など、文字を含めた一切の情報をシャットアウトします。それによって自分の中に深く入ることができ、戻ってきたときに世界が輝いて見える……。

私が完全に声が出なかったのは2日半でしたが、たったそれだけでも、その意味が少しわかったような気がしました。

あの沈黙のときにふと湧いて来たたくさんの感覚、直感、心の微妙な本音……宇宙からのサインはいつも山のように来ているのです。それが日常生活になると「情報」

という名のあまりに多くの雑音に、かき消されてしまっているのです。

「あの穏やかで静かな状態で心に浮かんだこと（だけ）を大切に行動に移していけばいいんだな」と、今ならよくわかります。図らずも、突然「沈黙の行」をさせられたことにも深い意味があったのでした。

自分に必要な情報は、すでに十分に来ているのです。

それを知るためには、新しい何かを外に探すのではなく、「何もしないこと（＝瞑想）」だったのだなと思います。

あとがき

私たちには、宇宙からダウンロードされている情報がすでに十分にあり、それらは毎日更新されている……それに気付くには、自分の「外」を探すのではなく、ただ静かになって自分の「内」を観察することだったのです。

自分の感情はいつでも宇宙とのパイプ役なので、各人が自分の本音に沿った「居心地の良い選択」をしていくことが、個人の幸せから世界平和にまでつながると思います。

「瞑想」の魅力に気づくきっかけとなってくださった「アートオブリビング財団」のキールタナ・マリアパンさんには深く感謝しています。

瞑想を知ってまだまだ日は浅いですが、これからの探究と自分の人生に起こることにワクワクしています。

三笠書房の皆様、読者の皆様に変わらぬ感謝を込めて。

浅見帆帆子

朝《あさ》のひらめき　夜《よる》のひらめき

著　者――浅見帆帆子（あさみ・ほほこ）

発行者――押鐘太陽

発行所――株式会社三笠書房

〒102-0072 東京都千代田区飯田橋3-3-1
電話：(03)5226-5734（営業部）
　　：(03)5226-5731（編集部）
https://www.mikasashobo.co.jp

印　刷――誠宏印刷

製　本――若林製本工場

編集責任者　本田裕子
ISBN978-4-8379-2827-0 C0030

三笠書房

THE LITTLE BOOK OF HYGGE

ヒュッゲ 365日
「シンプルな幸せ」のつくり方

マイク・ヴァイキング［著］
ニコライ バーグマン［解説］
アーヴィン香苗［訳］

北欧デンマーク、幸福度世界一を誇る国。
大切な人、ものと暮らす、心あたたかい生きかた。

ヨーロッパから火がついて、31カ国で出版され、全世界で100万部を突破した話題のベストセラー！

「デンマーク人が毎日使っている言葉〝ヒュッゲ〟。それは〝人と人とのつながりから生まれる気持ち〟のこと。皆さんの〝ヒュッゲな時間〟とは何ですか？」
——ニコライ バーグマン

THE LITTLE BOOK OF LYKKE

リュッケ 人生を豊かにする
「6つの宝物《こと》」

マイク・ヴァイキング［著］
アーヴィン香苗［訳］

大ブームを起こした「ヒュッゲ 365日」の続編。
その原点となる「幸せ（リュッケ）」を探して…

人生を目いっぱい楽しんでいる人たちには、どんな共通点があるのか？　前向きに心穏やかに生きるためには、どんなことをすればいいのか？　…「ヒュッゲな国＝デンマーク」から「毎日がポジティブで満たされるヒント」を探してみました。地球上でもっとも幸せな人たちの秘密を見つけていきましょう！

T20092